名中医治疗糖尿病医案精选

主　编　武嘉兴　刘莲莲

中国纺织出版社有限公司

图书在版编目（CIP）数据

名中医治疗糖尿病医案精选 / 武嘉兴，刘莲莲主编
. -- 北京 ：中国纺织出版社有限公司，2023.10
ISBN 978-7-5180-1040-0

Ⅰ . ①名… Ⅱ . ①武…②刘… Ⅲ . ①糖尿病－中医
治疗法－医案－汇编 Ⅳ . ① R259.871

中国国家版本馆 CIP 数据核字（2023）第 120638 号

责任编辑：樊雅莉　高文雅　责任校对：江思飞　责任印制：王艳丽

中国纺织出版社有限公司出版发行

地址：北京市朝阳区百子湾东里 A407 号楼　邮政编码：100124

销售电话：010—67004422　传真：010—87155801

http://www.c-textilep.com

中国纺织出版社天猫旗舰店

官方微博 http://weibo.com/2119887771

三河市宏盛印务有限公司印刷　各地新华书店经销

2023 年 10 月第 1 版第 1 次印刷

开本：710×1000　1/16　印张：12

字数：168 千字　定价：88.00 元

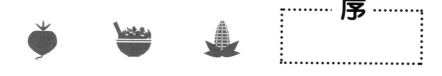

序

　　中医医案是中医学宝库中重要的组成部分，对于继承发扬中医药学遗产，交流临床经验和学术思想有着重要作用。它既能体现中医辨证论治的鲜明特点，又能反映名家各派的独特见解；在个个鲜活的医案中包含着丰富多彩的临床心得体会，从个体化治疗的成功经验中可归纳总结出一些可供学习借鉴的新的诊疗思路和方法，而且也可供同道从中领悟到系统完整的中医理论，提高临床疗效。我认为学习医案可以令人大开眼界，拓展思路，从中受到教益和启迪，确能提高临床工作者辨证论治水平和疗效。学习医案如能做到反复阅读，仔细揣摩；前后对照，层层剖析；以方测证，审证求因；虚心学习，触类旁通；病证结合，中西汇通；勇于实践，大胆印证，无疑会大受裨益。

　　当前，面临继往开来、与时俱进、勇于创新的良好学术环境，中医药事业在中医理论指导下，提高疗效是其发展的关键所在，剖析医案，收集、整理、总结当今名老中医经验，势在必行，应引起足够的重视。这也是我的学生们编撰本系列书的初衷吧。

　　对于医案的剖析，力求抓住疾病的特点，或用药特点，或治则立法的独到之处等，把主病、主症、主脉、主要治法、主方、主药展示给读者，特别是对辨证立法何以如此及用药心得等衬托得格外鲜明。同时，力求尽量从理论上阐述得精辟、透彻、生动、活泼，使读者阅后一目了然，知其所云，心悦诚服。诚然，由于我们中医药理论水平有限，临证诊疗经验的局限性等原因，恐仍有未达其意，挂一漏万，望同道给予批评、指正。

胡荫奇

2022 年 5 月于北京

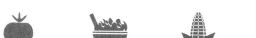

凡　例

一、名中医医案精选系列书，意在选取现代中医临床名家治疗验案，以资临床借鉴。其遴选标准：一是医案必须出自中医名家；二是医案必须有复诊情况，为能够判断治疗效果的验案。

二、编排层次，每病之下，概述居前，各家临床验案及评析居后。

三、编入书中的医家均为声名显赫的大家，故介绍从略或从简。

四、文献来源及整理者，均列入文后。转抄遗漏，间亦有之，于兹恳请见谅。为便于阅读理解，已将旧时计量单位如钱、两等转换成国际通用的克（g）为单位，具体转换为一钱≈3.125克（g），一两≈31克（g）。

五、根据《中华人民共和国野生动物保护法》《中华人民共和国陆生野生动物保护实施条例》《濒危野生动植物种国际贸易公约》和国务院下发的《关于禁止犀牛角和虎骨贸易的通知》精神，犀牛角、虎骨、羚羊角、穿山甲等不能入药。为保持处方原貌，本书中涉及含有犀牛角、虎骨、羚羊角、穿山甲等的处方，均未删除，但临床上切勿使用，若使用此类处方，可根据原卫生部卫药发〔1993〕第59号文件精神执行。

六、文中处方涉及何首乌等现代研究证明有肝肾毒性的中药，请读者酌情使用。

前　言

　　中医学历史悠久，中医药宝库内容博大精深。继承和发展，是中医学术研究的永恒主题，继承是为了更好地发展。收集整理现代名中医医案是继承中医学宝贵遗产的一项重要内容。医案既是临床医生在诊疗过程中对于病证案例的真实记述，又是总结和传授临床经验的重要方法之一。

　　糖尿病是一类临床上常见和多发的慢性疾病，其病因病机复杂，致病危害性高，糖尿病的高发病率与并发症的严重性及其产生的巨额医疗费用已成为 21 世纪全球性的重要公共卫生问题之一。据报道，2017 年，全球糖尿病患者人数为 4.25 亿，预计 2045 年全球糖尿病患者数将达到 6.28 亿。其中中国糖尿病患者人数居全球之首，调查统计人数已达到 1.14 亿，糖耐量异常患者接近 1.4 亿。可见对于糖尿病的中西医防治工作应该是我们当前医学界重点关注的问题之一。

　　糖尿病属于中医消渴范畴，以口渴、多饮、多食、多尿、消瘦、疲乏、感觉障碍等为主要特征。从古至今，中医有关消渴病的文献记载颇多，内容涉及消渴病的病因病机、症状表现、并发症、辨证分型、治法方药、饮食治疗、运动疗法、心理调整、预防调护等方面。近代以来，有关糖尿病及其并发症的中医病因病机学说认识迅速发展，在中医治则治法上不断创新，具体则体现在中医的消渴（糖尿病）医案之中。可见，医案是中医学诊治糖尿病及其并发症宝贵经验的重要组成部分。系统整理古今糖尿病文献及这些独具中国特色的有效医案，不仅能为糖尿病的医疗、教学、科研提供丰富而宝贵的参考资料，而且能为当今防治糖尿病及其并发症拓展思路，丰富治疗手段，具有十分重要的现实意义及临床应用价值。

有鉴于此，我们组织人员从中医专病角度编写了《名中医治疗糖尿病医案精选》，希望能对提高中医治疗糖尿病的诊疗水平发挥一定促进作用。

本书意在选取古代和现代中医临床名家治疗糖尿病的验案，以资临床借鉴。现代糖尿病病医案记录广泛，书籍、杂志报道病例及治疗非常之多，为我们研究本病提供了宝贵的第一手临床资料，但由于本书篇幅及编者精力有限，不可能尽选。本书精选了其中的精华部分，其遴选标准：一是医案必须出自中医名家；二是医案必须有复诊情况，能够判断治疗效果。为了真实反映每位医家的学术思想，所录医案尽量遵原始资料原文照录，但又考虑本书的编写体例，有些原文在格式上可能稍有调整。

本书在编写过程中得到了中国中医科学院望京医院、北京市朝阳区六里屯社区医院、中国纺织出版社有限公司的大力支持，在此一并表示衷心感谢。

由于编者水平有限，引用文献和评析、总结方面存在疏漏之处，恳请中医同道及广大读者谅解和不吝指正。

编者

2022 年 7 月于北京

目 录

第六章　名中医治疗糖尿病肾病案

第十一章　名中医治疗糖尿病合并高血压案

第十二章　名中医治疗糖尿病合并冠心病案

第十三章　名中医治疗糖尿病合并脑血管病案

第十四章　名中医治疗糖尿病合并肺病案

第十五章　名中医治疗糖尿病合并消化系统病案

第十六章　名中医治疗糖尿病合并尿路感染案

第一章
名中医治疗糖尿病上消案

1. 概述

糖尿病上消证是指糖尿病患者以口干咽干、口渴、多饮为主要症状的证候，主要是由于糖尿病阴虚内热，表现为体内津液不足，肺肾阴虚，津液不能上呈舌咽，故以口干、口渴为主要症状。

现代研究认为，糖尿病患者出现口干口渴症状与线粒体功能障碍、内质网应激及微血管病和炎症等"内热"因素有关，在中医治疗中多采取益气养阴、滋阴清热、生津止渴等治疗思路，因此，参考近现代名医在此方面的治疗经验非常有意义。

本病须与慢性咽炎、干燥综合征、神经官能症、急性扁桃体炎等病症鉴别。

2. 陆观虎清热生津法治疗糖尿病上消案

张某，女，58 岁。

刻下症见： 口渴多饮，尿频量多，口有甘味，形瘦腹胀，咳嗽少痰，四肢无力，时有头痛，病已年余。脉细数，舌质光红。诊断为上消。辨证为肺燥伤津。治以生津清热，润肺止渴。

处方： 金钗石斛（先煎）9 克，黑豆皮 9 克，煨益智仁 9 克，滁菊花 9 克，绿豆衣 9 克，冬瓜子 9 克，大腹皮 9 克，生枇杷叶 9 克，扁豆衣 9 克，熟女贞子 6 克，炙鳖甲（先煎）6 克。

【评析】　本案证见口渴多饮，尿频量多，形瘦腹胀，咳嗽少痰，四肢无力，脉细数，舌质光红，是上消，肺燥伤津之证；治宜生津清热，润肺止渴。方中石斛、生枇杷叶、绿豆衣、冬瓜子养阴清热润肺而治咳嗽口渴多饮，合菊花而治头痛。黑豆皮、益智仁、女贞子、鳖甲滋阴补肾，强腰膝，固下元而缩小便。大腹皮消腹胀。

【按语】　本案病机在于肺燥津伤，肾元不固。辨证依据为口干多饮，咳嗽痰少，虽有尿频、腹胀等症，总属于上消病所致。因此治疗上采取肺肾同治，取得了良好的治疗效果。

3. 董建华益气养阴法治疗糖尿病上消案

🍅 病案 1

董某，男，66 岁。1986 年 9 月 11 日初诊。

刻下症见： 小便浑浊而频数，口干口苦，食少饮多，头晕乏力，便干如羊屎。舌红苔黄腻，脉弦滑。罹疾 5 年，反复发作，西医诊为糖尿病。尿糖（++++）。证属湿热中阻。治当清热利湿。

处方： 藿香 10 克，佩兰 10 克，萆薢 10 克，蚕沙（包煎）10 克，大黄（后下）3 克，生石膏（先煎）20 克，薏苡仁 15 克，知母 10 克，苍术 10 克，芦根 20 克，陈皮 10 克，6 剂。

药后小便频数减少，大便畅通。余症仍存，苔黄腻稍化薄，脉弦滑。依法制方，继治 2 月余，小便正常，尿糖（-），余症随减。

[麻仲学 . 董建华老年病医案 [M]. 北京：世界图书出版公司，1994.]

【评析】　患者久患糖尿病，舌红苔黄腻，脉弦滑说明证属湿热壅盛之实证消渴日久，脾虚化湿生热，湿热蕴结脾胃。湿热下注，则小便浑浊而频数；热伤津液则口干饮多；胃热胆气不降，胆汁随胃上逆而发口苦；脾虚故食少，头晕乏力；热伤肠津则便干。热当清，湿当化。然湿热之中，又以化湿为第一要务，湿去则热亦去。治湿之法。不外"化""燥""利""逐"四端。化者，芳香化湿；燥者，苦温燥湿或苦寒燥湿；利者，淡渗利湿；逐者，攻下逐水。本例处方中，以藿香、佩兰芳香化湿；以萆薢、蚕沙、薏苡仁、芦根利湿清热；以苍术、陈皮苦温燥湿，行气健脾；以大黄攻下逐水，通腑泄热；以石膏、知母清热泄水，滋阴润燥。集诸法为一体，则湿热得以分消。

🍅 病案 2

康某，女，48 岁。

病史：有糖尿病病史十余年，近 5 个月病情反复，体重下降约 2 千克。烦渴多饮，倦怠无力，动则心悸汗出，双目干涩，入夜腰痛明显，舌红少津中裂，脉细弦。化验：血糖 200 mg%，尿糖（+++），证属消渴日久，气阴两伤，治宜益气养阴生津。

处方：黄芪 30 克，生地黄、麦冬、天花粉各 20 克，玄参、五味子、地骨皮、知母、五倍子、僵蚕粉各 10 克，竹叶 5 克，白芍、鸡血藤各 15 克。

12 剂后，体力渐复，夜间腰痛已愈，仍口渴，双目干涩，上方加石斛 10 克，又服 12 剂，症状消失。

［麻仲学 . 董建华老年病医案 [M]. 北京：世界图书出版公司，1994.］

【评析】 董建华教授对于糖尿病的治疗，不拘泥于养阴清热的固有认识，认为糖尿病患者水谷不能正常输布，不仅阴亏，而且气耗，故以益气养阴为基本治法，疗效颇著。本案是治疗糖尿病的典型案例，关键在于益气养阴生津，所用方药，皆以此为核心，故取效确切。

【按语】 糖尿病一般多从燥热论治，以滋阴清热立法。董建华认为不能忽视脾虚在糖尿病发病中的作用。因为"饮入于胃，游溢精气，上输于脾，脾气散精，上归于肺，通调水道，下输膀胱，水精四布，五经并行"，如果脾气虚弱，运化失职，水谷精微不能正常输布，则易发生本病。糖尿病一旦发生，水谷精微直驱膀胱，不仅伤阴，而且耗气，势必出现气阴两伤的病理变化，如烦渴多饮、倦怠无力、舌红少津、脉细等。治疗应益气养阴生津，以恢复脾的转输作用，这一点也可以说是根治糖尿病的着眼点，不可不予以高度重视。

4. 马骥凉膈救肺法治疗糖尿病上消案

刘某，男，41岁。1973年6月18日初诊。

病史：患者曾因身热心烦，口渴思饮而在某医院治疗1月余，病情不见好转且逐日增甚，大渴不止，一昼夜饮水约4暖瓶，喜进冷餐。实验室检查：血糖21.3 mmol/L，尿糖（++++）。确诊为糖尿病，中西药治疗不效。经人介绍，求余诊治。证如上述，诊见舌质鲜红，脉滑大而数，辨其脉证，乃属燥热伤肺，治宜清肃肺热，滋津止渴。自拟凉膈救肺饮。

处方：生石膏（先煎）30克，黄芩10克，地骨皮、生知母各15克，天冬、麦冬、天花粉、粳米各20克，生甘草8克。

服药6剂，口渴减轻，一昼夜约饮水2暖瓶，身热已除。又依上方继服12剂，检查血糖6.7 mmol/L，尿糖（+），诸症消失。嘱其适当运动，注意饮食，调摄精神。又续服上方16剂，检查：血糖6.7 mmol/L，尿糖（－）。1985年6月曾遇此人，其云自1973年治愈已十余载，其病从未复发。

【评析】 本案为糖尿病上消患者的典型症状，身热心烦，口渴思饮，饮水量较常人明显增多。患者身热心烦概由燥热伤肺、胸膈内热所致，而口渴多饮症状亦由长期内热，导致体内津液亏虚所致，因而治疗首先应重视清肃肺热，该方由竹叶石膏汤化裁而成，用药精妙，切中病机。因此迅速缓解了口渴多饮的症状，并迅速降低了患者的血糖和尿糖，且保持了较长期的疗效。

【按语】 黑龙江中医药大学马骥教授治疗糖尿病重视辨证论治，他将本病概括为6种不同证候，辨证施治。①燥热伤肺证，治宜清肃肺热，滋津止渴，自拟凉膈救肺饮。②气津两伤证，治宜益气生津，润肺滋燥，自拟方：潞党参、北沙参生黄芪、麦冬、天花粉、玉竹、生地黄、五味子、炙甘草。③中焦燥热证，治宜清泻胃热，滋津润燥，自拟清胃滋燥饮。④热伤胃津证，治宜滋津润燥，和胃调中，自拟和中甘露饮：潞党参、粉葛根、麦冬、天花粉、玉竹、金钗石斛、干芦根、乌梅。⑤肺肾虚衰证，治宜滋补肾阴，益肺止渴，自拟滋水承金饮：生地黄、女贞子、桑葚、麦冬、山茱萸、枸杞子、炒山药、潞党参、五味子、生黄芪。⑥肾阳亏耗，治宜温补命门，益气扶阳，自拟益气扶阳饮：熟地黄、炒山药、覆盆子、巴戟天、菟丝子、山茱萸、五味子、制附子、炙黄芪、缩砂仁。若合并头晕胀痛者，加石决明、双钩藤、白菊花、生龙齿、生牡蛎；合并心悸怔忡者可酌情加炒酸枣仁、远志、柏子仁、朱茯神等；若肌肤发痒者，可酌加金银花、连翘、蒲公英、紫花地丁、鸭跖草、败酱草等，合并雀目、视物不清者常配合补肾泻肝、活血化瘀之法，常加青葙子、谷精草、茺蔚子、丹参、车前子、决明子等。另外，除药物治疗外，马骥十分重视非药物治疗，把调摄精神、节制肥甘饮食、戒除烟酒、适当运动作为治疗糖尿病的基本原则，这对糖尿病的防治无疑是十分必要的。可以看出马骥十分强调糖尿病及慢性病变治疗，应以辨证论治为主，采取中西结合、综合治疗，包括饮食治疗、运动疗法、口服西药降糖药、针灸、按摩等共用等。

5. 张琪益气滋阴法治疗糖尿病上消案

🍅 **病案 1**

李某，男，48 岁。1982 年 6 月 10 日初诊。

病史： 患者平素健康，近 2 个月来感疲乏倦怠、口干渴饮水多，在某医院检查血糖 11.1 mmol/L（200 mg/dL），尿糖（+++）。用降糖乐及中药六味地黄片效果不明显。查血糖 10.93 mmol/L（197 mg/dL），尿糖（+++），口渴咽干，全身乏力，舌尖红苔薄干，脉弦。诊为消渴（糖尿病），证属气阴两亏。宜益气滋阴，方用益气滋阴饮加减。

处方： 生黄芪 30 克，党参 30 克，玉竹 20 克，生山药 20 克，天花粉 15 克，枸杞子 15 克，菟丝子 15 克，知母 15 克，玄参 20 克，天冬 20 克，葛根 15 克。

6 月 17 日二诊： 服药 12 剂，症状进一步好转，血糖 9.44 mmol/L（170 mg/dL），尿糖（+ ~ ++），脉弦，舌质转润。

三诊： 继用前方 14 剂。

7 月 15 日四诊： 血糖 7.7 mmol/L，尿糖（+）舌润口和，继用前方。

8 月 10 日五诊： 又服前方 20 剂，血糖 7.9 mmol/L（143 mg/dL），尿糖（±），

脉小有弦象，舌润。嘱其继续控制饮食定期检查。

🍅 病案 2

徐某，男，55 岁。1980 年 6 月 30 日初诊。

病史： 患者平素健康，于 4 个月前始感头昏、咽干，经某医院检查，血糖 12.88 mmol/L（232 mg/dL），尿糖（+++），诊为糖尿病。用二甲双胍、玉泉丸，咽干减轻，但血糖、尿糖不减。病后体重下降 10 kg，刻下无明显症状，尿不多，口不渴，头略昏，手稍颤，舌尖赤苔薄，脉弦。查血糖 12.77 mmol/L（230 mg/dL），尿糖（+++）。证属消渴，气阴两亏，治宜益气滋阴。

处方： 黄芪 30 克，玉竹 20 克，生山药 30 克，天冬 20 克，菟丝子 20 克，生地黄 30 克，枸杞子 20 克，知母 15 克，牡丹皮 15 克，苍术 15 克，玄参 20 克，葛根 15 克。

7 月 23 日二诊： 服上方 14 剂，自觉全身有力，口不干，脉沉小有弦象，舌尖赤苔白。尿糖（+），血糖未查，已收效，继以前方增减治疗：黄芪 30 克，玉竹 20 克，生山药 30 克，天冬 20 克，菟丝子 20 克，生地黄 30 克，枸杞子 20 克，知母 15 克，牡丹皮 15 克，苍术 15 克，玄参 20 克，葛根 15 克，天花粉 15 克，沙参 15 克。

连服上方 80 剂，复查血糖 7.77 ～ 8.10 mmol/L（140 ～ 146 mg/dL），尿糖（±），脉滑，无明显症状。

【评析】 消渴病日久，经过中西药物治疗，常不具备"三多"症状，但血糖、尿糖不减，甚至血糖、尿糖甚高，通过临床诊察，还可发现疲倦乏力，口干，腰脊下肢酸软，舌红苔燥，脉弦滑等。此乃气阴两伤，肺肾阴虚之证。宜用益气滋阴，补肾润肺之剂治疗，多能取效。张琪自拟益气滋阴饮用之颇效。处方：黄芪 50 克，人参 15 克（或党参 30 克），玉竹 20 克，生地黄 25 克，山药 25 克，枸杞子 20 克，天冬 20 克，菟丝子 15 克，女贞子 15 克，玄参 20 克。方中人参、黄芪益气，玉竹、生地黄、枸杞子、菟丝子、女贞子、玄参补肾滋阴。人参"益气、补五脏，生津止渴"；《名医别录》谓黄芪"补丈夫虚损，五劳羸瘦，止渴……益气利阴气"。二药合用有益气补五劳虚损、生津止渴之功。玉竹又名葳蕤，性味甘平，补中益气止消渴、润心肺，《神农本草经》谓："久服……好颜色润泽，轻身不老"；生地黄凉血生血补肾水；山药、枸杞子、女贞子、菟丝子补肝肾，生津益气；玄参滋阴清热。诸药合用具有补益肝肾、滋阴润燥、益气生津之作用，治疗糖尿病日久气阴不足者，颇为适宜。通过大量病例的观察，用药后患者体力增强，疲劳逐渐消除，多饮多尿症状亦随之消失，确为治疗本病之良方。伴随症状消退，患者之血糖、尿糖亦逐渐下降。

【按语】 中医理论认为"津能化气"，同时也存在"气能生津"，即指气的调节推动作用能有利于津液的化生，因此治疗糖尿病津液亏虚证，一定不能忽视气虚津液生成和推动无力的情况。

6. 邹春盛滋阴降火法治疗糖尿病上消案

病案 1

张某，女，60 岁。

病史：患者患糖尿病 3 年余，经各方治疗，病情不能满意控制。近半年来，自觉病情加重，虽一直服用苯乙双胍、D860 和中药玉液汤、六味地黄汤等药治疗，仍有口干咽燥，喜冷饮，心悸，健忘，失眠，多梦，有时通宵不眠，并五心烦热。舌红少津，舌边溃烂，脉细数。血糖 10.1 mmol/L，尿糖（++）。中医辨证：心阴不足，心火偏亢。治法：滋阴降火，养心安神。方用柏子养心丸加减。

处方：柏子仁 10 克，茯苓 10 克，石菖蒲 10 克，玄参 15 克，当归 10 克，莲子心 5 克，知母 10 克，丹参 15 克，龙骨（先煎）30 克，牡蛎（先煎）30 克，每日 1 剂，水煎分 2 次服。

二诊：上服 7 剂，口干咽燥、心烦失眠、心悸健忘等症状稍减轻，但舌边溃烂不愈，苔薄黄少津，脉细数。宗原方加生地黄 30 克，继服。

三诊：上方服 7 剂，诸症大减，舌边溃烂近愈，舌尖红，苔薄黄少津，脉细数。仍宗原方继服，共服药三十余剂，症状基本消失，复查血糖 6.1 mmol/L，尿糖（−）。改服柏子养心丸以巩固疗效，随访至今，病情稳定。

🍅 **病案 2**

邱某，男，65 岁。1985 年 5 月 3 日初诊。

病史：患者于 1981 年 5 月初发现糖尿病，当时血糖 12.9 mmol/L，并有高脂血症、高血压、冠心病。近 2 年来常住院或门诊治疗，用过多种中西药，症状时轻时重，情志不畅，于 1985 年 5 月 3 日诊。症见头昏，口干，喜饮水，饮食一般，神疲乏力，心悸，健忘，心烦不得眠，腰膝酸软，夜尿量多，脉细而数，舌红少津，血压 190/96 mmHg，血清总胆固醇 69 mmol/L，三酰甘油 4.2 mmol/L。心电图示窦性心动过速，部分 T 波低平。血糖 11.1 mmol/L，尿糖（++）。中医辨证：阴虚火旺，心肾不交。治法：滋阴降火，调济心肾。

处方：丹参 15 克，远志 10 克，莲子心 5 克，茯苓 5 克，五味子 10 克，首乌藤 15 克，珍珠母（先煎）30 克，沙参 15 克，麦冬 10 克，知母 10 克，金樱子 30 克，山茱萸 10 克，每日 1 剂，水煎分 2 次服。

二诊：服上方 7 剂，自觉症状好转，因访亲友中止服药半个月，症状复发如前，出汗多，血压 190/90 mmHg，舌质红，苔薄黄，脉细数。宗原方去金樱子、山茱萸，加龙骨（先煎）、牡蛎（先煎）各 30 克，配合复方降压胶囊 1 丸，每日 3 次，地西泮 5 毫克，每日 2 次。

三诊：服上药 7 剂，口渴、心烦心悸、汗出等症好转，血压降至 160/90 mmHg，脉细数，舌红少津，仍宗前方服用，其间断服药四十余剂，诸症基本消失，治疗期间两次复查血糖分别为 6.3 mmol/L、5.5 mmol/L，嘱晨服柏子养心丸，晚服杞菊地黄丸善后；病情一直稳定。

[邹春盛. 糖尿病从心论治案二则 [J]. 湖南中医学院学报，1986（4）：32.]

【评析】　邹春盛认为消渴病均有不同程度的心火偏亢、心阴不足或心肾不交，如见心烦、少寐、健忘，或梦遗、梦交、脉细数，舌红少津等症。故治疗以清心降火、滋养心肾为主，每多获效。对于糖尿病性心脏病早期，表现为阴虚燥热、心阴被灼、心神不宁的患者，采用滋阴清热，养心安神的方法治疗，每多获效。常用的方药为：生地黄、玄参、麦冬、牡丹皮、黄连、莲子心、珍珠母、菖蒲、远志、天花粉、龙骨、牡蛎、丹参等。

7. 白锋滋阴清热法治疗消渴案

方某，男，49 岁。1989 年 6 月初诊。

病史： 自述口干渴欲饮，每天饮水 2 暖瓶，每日尿量 2000 mL，身体日渐瘦弱。舌质红绛，苔黄，脉数。尿糖（++++），空腹血糖 14 mmol/L，尿素氮 7.14 mmol/L，诊断为消渴。治法为滋阴清热。

处方： 沙参、麦冬、石斛、天花粉各 20 克，生地黄 15 克，黄精 20 克，玄参 15 克，山药 20 克，牡丹皮 15 克，生石膏（先煎）40 克，知母 15 克。

服上药 6 剂后尿糖转为（++），空腹血糖为 8.96 mmol/L，口干症状有所减轻但仍欲饮水，每日尿量 1500 mL。继服 12 剂症状消失。尿糖阴性，空腹血糖 4.48 mmol/L。

［白锋，姜素香. 加减玉女煎治疗糖尿病的临床体会 [J]. 辽宁中医杂志，1990（7）：24-25.］

【评析】 张子和在《儒门事亲》云："三消当从火断"，又曰："夫一身之心火甚于上为膈膜之消；甚于中，为肠胃之消；甚于下为膏液之消。"消渴病的基本病机为阴虚燥热，自古迄今，治疗多从肺脾肾三脏着手。本案患者根据症状以口干渴欲饮水为主当属消渴病之上消，治疗上以清热生津止渴为主，方选加减玉女沙参麦冬汤，对证治疗，故收良效。

小结

消渴病的病机主要在于阴津亏损、燥热偏胜，而以阴虚为本、燥热为标。两者互为因果，阴愈虚则燥热愈盛，燥热愈盛则阴愈虚。病变脏腑主要在肺脾肾，尤以肾为关键。三脏之中虽有所偏重，但往往又相互影响。该病的"三多"症状，也往往同时存在，但根据其轻重程度不同，有上、中、下三消之分。本章节病案均属于名中医治疗消渴病上消的范畴，不难看出上消的病变脏腑主要在肺，其病机主要在于肺燥津伤，临床多饮症状较为突出。燥热之邪伤肺，损伤肺脏阴津，日久可致耗伤气阴，出现气阴两伤。这种观点一直是指导历代医家治疗消渴病上消的准绳。基于以上的认识，上消的临床常见证型可见燥热伤肺、肺燥伤津、气阴两伤。治疗以清热润肺，生津止渴，益气养阴为主。方选凉膈救肺饮、玉女沙参麦冬汤、益气滋阴饮加减。除此之外，临床也可见肺肾阴虚，阴虚火旺、心肾不交，心阴不足、心火偏亢等证型。治疗当肺肾同治，以滋阴降火、调济心肾，滋阴降火、养心安神为法。

第二章
名中医治疗糖尿病中消案

1. 概述

糖尿病中消证是指糖尿病患者以多食易饥、口渴喜饮、大便燥结或便秘不通为主要症状表现的证候。糖尿病患者由于失糖，糖分未能充分利用，伴以高血糖刺激胰岛素分泌，食欲常亢进，易有饥饿感，主食有时达 1 ～ 2 斤，菜肴比正常人多一倍以上，尚不能满足。一般中医认为，中消症状多与胃热有关。临床须与甲状腺功能亢进症相鉴别。

2. 陆观虎苦寒泄胃法治疗糖尿病中消案

戴某，男，33 岁。

刻下证见：口渴易饥，消食太快，牙痛脘痛，形瘦。脉洪数。舌质红，苔浮黄。辨证为中消，属脾胃蕴热。治以苦寒泄胃。

处方：川黄连 15 克，浙贝母 6 克，泽泻 6 克，焦稻芽 9 克，炒赤芍 6 克，猪苓、赤茯苓各 6 克，扁豆衣 9 克，黑豆皮 9 克，枯黄芩 6 克，川通草 3 克，鲜白茅根 15 克。

【评析】　口渴易饥，消食太快，牙痛脘痛，形瘦，脉洪数，舌质红，苔浮黄，属于胃火内蕴之象。胃火盛则腐熟快而见易饥，消食太快；火热伤津则口渴；火热上扰则牙痛；火蕴于胃则胃痛；所以治以苦寒泄胃。方中川黄连、枯黄芩苦寒清热，以泄胃热；焦稻芽、扁豆衣、黑豆皮健脾和胃，消食清热化湿；川通草、泽泻、猪苓、赤茯苓引热下行，利小便；鲜白茅根清伏热，利大便；浙贝母、炒赤芍散结治瘀，清热化痰。

3. 傅松元清胃泄火法治疗糖尿病中消案

王某之母，与余先祖母为八拜之交，年七十八。邀余诊，脉缓弱，体丰硕，声洪亮。问何所苦？答曰："胃不知饥，殊觉不快，自知形虽盛而气不足。"时值夏令，暑湿盛行，倾谈之际，见其连食黑枣数枚，且食且言云："前月罗子明适在刘河，请伊诊治。罗谓我中虚且寒，寒从虚生，服药数剂，脘即知饥。再请罗诊，谓寒虽去而虚未复，遂用补益之品，使我胃气健而虚可除也。今罗回璜泾，故请转一方。"余曰："今尚无病，唯现当暑湿，宜少食甜物，胃自可强。为之用藿梗、扁豆、泽泻、陈皮、川斛、佩兰、通草。"嘱服二剂。

后至中秋，又来邀诊，脉弦滑，两关甚急，形大减，色萎黄。王母云："夏月服所开方二剂后，不见如何效果。适罗子明又至刘河，请伊再治，伊用温补之方，胃脘知饥，以此三日一转方。两个月以来，常食自蒸之高丽参、龙眼、黑枣外，即党参、熟地黄，足有三斤，胃气甚健，唯虚未除；而形反瘦，谅老死之有日也。"余问其日食几何？云："非十五六餐不可，每餐一碗。"余曰："此食亦病也。"为之立方，先书风化硝、炒枳实。王母本识字而略医者，见余写枳实即摇手云："枳实是克伐之药，我不宜服。"余曰："治病须攻补兼施，若但补不攻，恐补之无益于虚。"由是第二味即写白术，以下约举数味，不补不泻，但消痰清火而已。服二剂，无益亦无害。以后仍请子明，服温补之药。

至九月底，复邀余治，见其益加面黄形瘦。问其近日如何？答云："待死耳。虚不复，肉渐脱，而加寒热，于今六日矣。"余问："近来食饮如何？"其媳答云："昼夜二十四次，每次一碗，且龙眼、黑枣、高丽参啖不绝口，食入不为少，何以形反大瘦？"余曰："食亦病也，又谓之食消。而今须先治寒热，待外邪出而再补，即参枣亦须不食，可呼？"王母问："寒热可治否？"余曰："可。"乃为其立小柴胡汤，加川黄连、枳实、槟榔、焦莱菔子，服三剂，王母云："药既不补，而又除参枣，我之虚弱奈何？"余指莱菔子而告曰"此野于术之果，三钱能抵潞党参三两，请勿虑。"三日后再诊，问昨日食几何？答云十四顿。王母曰："医如罗子明，尚不识野于术之果，何能治病耶？"又问："寒热如何？"云："止矣。"余曰："今日虽停，防其后日复发。照前方去柴胡，加化橘红一钱五分，又三剂。"

第三次复诊，王母笑曰："大相公有令祖风，真不愧名医之后，今我病愈矣。日食不过五六顿，参亦不思吃，自觉精神康健。"诊其脉缓弱尚带滑，乃曰病去八九，尚未瘥也。"今日可陈明病原，太姨母初夏暑湿伤中，相火泛滥，不知饥尚能食。罗先生以为虚寒，用附子、肉桂、益智仁、藿香辛香开气等药、放寒邪去，湿阻退也。继用补胃壮火等药，而太姨母希望胃健虚复，好食补饵，致痰与火聚于胸口，变为嘈杂，故食必十五六餐，食虽多而体反不健。余之用风化硝、炒枳实者，为此故也。因太姨母不肯服消导之药，故第二味好写白术，以下唯清火消痰数味而已，此二剂虽不效，亦无害。后来仍请罗治，罗见余之不补不泻，只消痰清火，所以罗进以湿补重剂，久久，遂致一日二十四餐，病成食亦。食亦者，善食易饥，中消之证也。若病不变寒热，罗亦不告辞，恐将至口不离食而后已。"乃相与大笑。王母复责余云："尔用枳实时，何不明以告我？"余曰："当时太姨母视子明如神，我之不明言，所谓疏不间亲，新不间旧。即前者之寒热，本非客邪，所以寒不甚而热亦不甚。我若不云客邪，太姨母安肯停补。其寒热乃火郁耳。经云热深则厥深，厥即恶寒是也。"王母又云："既不外邪，何用柴胡？"余曰："此火是相火，由肝胆而生也。"柴胡条达肝胆，肝胆属木，木郁则达之。然柴胡只用四分，取其引经以条达。莱菔子亦非于术之果，即萝卜子，专消食痰者，所以重用三钱。今共服一两八钱，半夏、陈皮、厚朴、枳实风化硝各两许，槟榔亦一两八钱，唯黄连只三钱。今病已十去八九，再用小剂清火化痰，三服可止，而嗜食之病竟瘥。

［傅松元 . 医案摘奇 [M]. 太原：山西科学技术出版社，2010.］

【评析】 本案详细记述了傅松元治疗一老年女性因过食肥甘进补而成糖尿病的治疗过程，精彩纷呈。

本例老年患者初夏湿伤中阳，阻碍肝胆疏泄，罗医生以为虚寒，用附子、肉桂、益智仁、藿香辛香开气等温药，继用益气壮火等药，增强胃纳，而患者服食甘甜益气之品致痰与火聚于胸口，变为嘈杂，故食必十五六餐，食虽多而体反不健。莱菔子善消食痰，半夏、陈皮、厚朴、槟榔、枳实化痰软坚、消导食积，黄连清胃泻火解毒，方虽小而辨证准确，抓住了疾病本质。

【按语】 《素问·气厥论》云："大肠移热于胃，善食而瘦人，谓之食亦……胃移热于胆，亦曰食亦。"王冰注："食亦者，谓食入移易而过，不生肌肤也。亦，易也。"《圣济总录·卷第四十七·胃门》曰："黄帝内经曰：大肠移热于胃，善食而瘦，谓之食亦，胃移热于胆，亦曰食亦，夫胃为水谷之海，所以化气味而为营卫者也。胃气冲和则食饮有节，气血盛而肤革充盈，若乃胃受邪热，消烁谷气，不能变精血，故善食而瘦也，病名食亦，言虽能食，亦若饥也，胃移热于胆，亦曰食亦，以胆为阳木，热气乘之，则铄土而消谷也。"

4. 马骥清泻胃热，滋津润燥法治疗糖尿病中消案

仇某，男，42岁，工人。1977年11月8日初诊。

病史：患者近日来食欲旺盛，虽多食亦不能解饥，饮水量逐日增多虽多饮亦不解渴，大便燥结。舌苔黄燥，脉滑而数。检查：血糖15.1 mmol/L，尿糖（+++）。辨其脉证，属中焦燥热。治宜清泻胃热，滋津润燥。自拟清胃滋燥饮。

处方：栀子、黑玄参各15克，酒大黄、条黄芩各10克，生石膏（先煎）60克，天冬、麦冬、天花粉、粳米各20克，炙甘草5克，水煎服，每日1剂。

服药6剂，大便燥结已除。仍宗前方，生石膏用量减半，再服十余剂，自觉诸症减轻，复查血糖8.96 mmol/L，尿糖（±）。嘱其注意饮食调节，再按原方，续服20剂，血糖及尿糖均降至正常，病告痊愈。

［马骥. 糖尿病证治心得 [J]. 中医杂志，1986（11）：16-18.］

【评析】 上述病例是黑龙江中医药大学马骥教授治疗糖尿病中消证案例。糖尿病中消阶段中焦燥热，热伤胃津，表现为多食易饥，治宜清泻胃热，滋津润燥，和胃调中，清热通便。特别要重视患者的排便状况，患者热聚中焦，消谷善饥，若腑气通畅则热散而清气自升，故治疗取得良好效果。

5. 王树元清热滋阴法治疗糖尿病中消案

刘某，女，27 岁。1977 年 1 月 26 日初诊。

病史： 患者 1976 年下半年开始口渴喜饮，小便频数，尿色淡黄，有甜味，全身疲乏无力腰酸腿软。近 1 个月来病势加重，时感头晕脑涨，饮水量多，每日 8000 ～ 10000 mL，排尿量也大增，饭量较前明显增加，每日进餐虽 4 ～ 5 次，每餐食 250 克主食，但仍常觉饥饿，且身体逐渐消瘦。曾在某医院诊断为糖尿病，经用 D860、苯乙双胍等西药治疗，效果不显。体检：发育正常，形体消瘦，面容憔悴，肝脾未触及，胸透示心肺无异常。舌质红绛，苔黄燥干少津，脉细数。化验：空腹血糖 700 mg%，尿糖（++++），尿酮体（-），中医辨证属消渴病，上、中、下三消俱全，中消偏重。治宜清肺胃热为主，兼滋阴益肾。

处方： 生地黄、葛根、麦冬、天花粉各 30 克，黄芩、知母、玄参各 12 克，石斛、竹叶各 9 克，枸杞子、何首乌、生石膏（先煎）各 15 克。水煎 2 次，分 2 次温服，并嘱其饮食多以豆类和蔬菜为主，禁食高糖类饮食。

2 月 1 日二诊： 服药 6 剂后，口渴多饮均减轻，尿糖减少，仍有腰酸，原方加黄芪 30 克，党参 15 克，五味子 9 克。

2 月 8 日三诊： 服上药 12 剂后，"三多"症明显减轻，头晕、体倦好转，血糖降至 240 mg%，尿糖（+++），大便微溏。拟原方减滋阴药剂量，去黄芩、知母、石膏，加怀山药 30 克，白术、云茯苓各 12 克，砂仁（后下）4.5 克。

2 月 16 日四诊： 服药 18 剂后，诸症消失，体重增加 120%，尿糖阴性，能参加轻体力劳动。再服药方加减 6 剂，以断效。随访多次，检查空腹血糖及尿糖均属正常。随访 2 年，未见复发。

[王树元，帅彬．糖尿病 [J]．广西中医药，1981（1）：24．]

【评析】 糖尿病多由体质、饮食或精神等因素导致热炽于内，损耗肺、胃、肾阴液引起。本例患者多饮、多食、多尿，舌质红绛，苔黄燥干少津，脉细数，当属三消俱全，而以中消偏重，治宜清肺胃热，兼滋阴益肾。本例首诊方中重用生地黄、麦冬、葛根、天花粉生津止渴；知母、石膏清阳明燥热；黄芩、竹叶泻肺降火、引火下行；玄参、石斛养阴增液；何首乌、枸杞子、五味子滋阴补肾，后加黄芪、党参、白术、山药益气健脾，云茯苓利水渗湿，砂仁醒脾健胃，以制滋补药物腻膈之弊。诸药合用，共奏滋阴清热之效。本案首诊颇似清代费伯雄《医醇賸义》卷二所载之玉液煎，该方由石膏、生地黄各五钱，石斛三钱，麦冬、葛根各二钱，玉竹四钱，桔梗、薄荷各一钱，白茅根八钱组成。原方主治胃火炽盛、烦渴引饮、牙龈腐烂，或牙龈出血、面赤发热诸症，用以治疗消渴病之以中消为主者，亦颇为合拍。

6. 白锋清胃泻火，养阴增液法治疗糖尿病中消案

邵某，女，53 岁。

病史： 患者一开始仅感到饮食增加，每餐进主食 300 克还时有饥饿感，口干欲饮，无其他自觉症状。尿糖（+++），诊断为糖尿病。查神清，精神较好，体质一般，发育正常，营养中等，皮肤干燥，呼吸平稳，颈软，胸部对称，心肺未见异常，腹软，肝脾未及。舌红绛苔黄，脉数有力。拟为胃热炽盛、肺胃阴液不足所致。

处方： 生石膏（先煎）100 克，知母、粳米、沙参、麦冬、玉竹、黄精、石斛、天花粉、黄芪各 20 克。

服上药 3 剂后，口干渴症状明显减轻，饮水量少，尿量减少。再投 6 剂，患者饮食减少，尿糖（+++），大便秘结比前略有好转，每日大便 1 次。继服 12 剂后，口已不干，尿糖（+），病情有所好转。又继服 12 剂，饥饿感消失，尿量恢复正常，尿糖（-），病愈。

[白锋，姜素香.加减玉女煎治疗糖尿病的临床体会 [J].辽宁中医杂志，1990（7）：24-25.]

【评析】　白虎汤出自汉代仲景的《伤寒论》，为阳明气分实热而设，主治阳明经热盛，壮热烦渴，口干舌燥，大汗出，脉洪大。因本方具有清热生津、除烦止渴的作用，故为历代医家治疗肺胃热盛型消渴病常用的方剂，至今仍为治疗阴虚燥热型糖尿病有效的方剂。本案患者以多食易饥为主要症状，同时伴有口干欲饮，证属胃热炽盛、肺胃阴亏之消渴，以中消为主，故治疗以清胃泻火、养阴

增液，方用加减玉女煎加白虎汤治之而愈。

7. 胡翘武滋润燥土，凉血通络法治疗糖尿病中消案

刘某，男，66 岁。1985 年 8 月 7 日初诊。

病史：患者素有胸痛、头晕目眩之疾，经诊为冠心病、高血压病已 10 年。近半年来又增下肢麻木、口渴善饥之症。复查除血脂仍高外血糖为 14.8 mmol/L（267 mg/dL），尿糖（+++），降糖西药服之奏效，停药血、尿糖又升，遂求治中医。患者嗜酒啖肥成癖，形体丰腴，大腹便便，面唇紫黯，口中秽浊之气味甚重，口干喜饮，纳谷亦多，大便秘结，常 3 日一行，小便黄，臊味颇重，但量次均不多，舌红中裂少苔，脉细数弦滑。一派中火炽盛，胃阴亏耗，血络热瘀之证。治拟滋润燥土，清泄邪火，凉血通络为法。

处方：生地黄 30 克，玄参 30 克，天花粉 60 克，泽兰 30 克，牡丹皮 10 克，生石膏（先煎）50 克，太子参 10 克，瓜蒌子 30 克，鲜白茅根 60 克，芦根 60 克。

上方连服半个月后，诸症大减；继于原方去生石膏、瓜蒌子、牡丹皮，减天花粉、白茅根、芦根为各 30 克，加山药 30 克。继服 3 个月，血糖降至正常，尿糖持续转阴。嘱其戒酒醴，忌肥甘，控制米面之食，代以蔬菜及豆制品。

【评析】 胃为燥土，得阴始运。燥土失润，健运失司，不与湿土之脾表里为用，则其受纳腐熟、转输和降之职必失，水谷之精微也无以借其转输利用，血糖之蓄积外泄遂作。考胃阴不足之因，或邪火炽盛而灼伤，或辛辣厚味积热而暗耗，或大病久病之所殃及。故清养胃阴，滋润燥土不失为健运中州，治疗糖尿病之大法。其证多见神疲乏力，肢体倦怠，心悸怔忡，胸膈灼热，口干欲饮而饮不多，饥而欲食而食欲不充，形体或消瘦或丰腴，便结溲黄，舌红多中裂少津，苔薄黄，脉虚细且数。治当甘寒清润为法，以玉女煎加减。处方：玄参、生地黄、天花粉、山药、鲜芦根、生石膏、瓜蒌子；兼气虚者，酌增太子参、黄芪。症状缓解后，也可间断服之。

8. 胥京生益气升清法治疗糖尿病中消案

孙某，男，48岁。

病史： 患者患糖尿病5年余，消谷善饥，面色无华，倦怠无力，形体日渐消瘦，舌红嫩边有齿痕，苔薄，脉濡细。实验室检查：血糖232 mg%，尿糖（+++）。四诊合参，证属脾运失健，气阴两伤。治以益气升清。

处方： 黄芪15克，苍术、玄参各10克，怀山药30克，熟地黄、石斛各15克，茯苓10克，天花粉15克，五味子5克，黄精、玉竹各10克。5剂，水煎服。

药后多食善饥缓解，尿糖（++）。唯觉目昏不明，原方加枸杞子15克，菊花10克。服药15剂后，诸症均减，血糖130 mg%。尿糖（-）。续用上方调治1月余，饮食如常，血、尿糖正常。

［胥京生. 糖尿病诊治举隅 [J]. 辽宁中医杂志，1987（12）：16-17.］

【评析】 本案患者以消谷善饥、乏力消瘦为主症，为中消。《医门法律》云："肥而且贵，醇酒厚味，孰为限量哉，久之食饮酿成内热……其膏粱愈无已，而中消之病遂成矣。"阐述了中消病的形成原因。本案患者四诊合参，当属脾气虚，失于健运，不能运化水湿，不能化生气血，表现出面色无华，神疲乏力，舌红嫩边有齿痕，脉濡细；因脾胃运化失职，升降失常，故而消谷善饥；如积热内蕴日久可化燥耗津。故在治疗上以健脾胃、升清气、养阴津为主要法则，并随证予以加减，始获良效。

小结

以上病案均属于名中医治疗消渴病中消的范畴，消渴病中消证是指糖尿病患者以多食易饥、口渴喜饮、大便燥结或便秘不通为主要症状表现的证候。一般认为中消的病变脏腑主要在胃，中消症状多与胃热有关，多食症状较为突出。燥热之邪伤及脾胃，胃热炽盛，迁延不愈，伤阴耗气，终成气阴两虚之证。初起见口干、咽干、口苦，饮水多而不解渴，日久则乏力疲倦、腰膝酸软、头晕耳鸣。临床上，中消的常见证型可见胃热炽盛、气阴两伤。治拟清胃泄火、益气养阴、滋润燥土、滋阴益肾为法。方选清胃滋燥饮、玉女煎加白虎汤加减。

第三章
名中医治疗糖尿病下消案

1. 概述

　　糖尿病下消证是指糖尿病患者以尿频及尿量增多、尿如膏脂、腰膝酸软、头晕耳鸣为主要症状表现的证候，常伴有口干口渴及消瘦乏力等症状。

　　西医认为由于糖尿，尿渗透压升高而肾小管回吸收水减少，尿量常增多。患者尿意频频，多者一日夜可二十余次，夜间多次起床，影响睡眠。不仅每次尿多，而且尿频，一日尿总量常在 2 ～ 3 升，偶可达十余升。由于多尿失水，患者烦渴，喝水量及次数增多，可与血糖浓度及尿量和失糖量成正比；当胰岛素缺乏及酮症酸中毒时，钠、钾离子回吸收更困难，多尿加重；常使血浆浓缩，影响渗透压，可酿成高渗性昏迷等严重后果。临床须与尿路感染、肾盂肾炎、慢性肾功能不全等疾病鉴别。

2. 贺继衡壮水制阳法治疗糖尿病下消案

　　张男，饮一溲二为下消，延今半载有余，大肉目削，饮食如常，切脉沉弦细，两关代滑，左尺濡缓，唇红舌白心阳木火初平，肾阳未复，兼有湿热混处其间，徒施滋补，必多流弊，当仿王冰"壮水之主，以制阳光"。其中有知柏、泽泻，于积湿积热最妙。

　　处方： 生地黄五钱，熟地黄五钱，川黄柏（盐水炒）一钱五分，山茱萸（盐水炒）一钱五分，泽泻二钱，肥知母一钱五分，川石斛四钱，云茯神四钱，煅牡蛎（先煎）五钱，沙苑子（盐水炒）四钱，粉牡丹皮（盐水炒）一钱五分，黑豆

（盐水炒）四钱。

二诊： 从王冰"壮水之主，以制阳光"立法，下消就减，脉之数象亦平，舌苔浮黄。此下元积湿积热未清之故，再拟膏方以善后。处方：西洋参二两，生地黄五两，熟地黄五两，沙苑子四两，黑豆四两，麦冬三两，北沙参四两，山茱萸（盐水炒）一两五钱，女贞子四两，川石斛四两，云茯神四两，川黄柏（盐水炒）一两五钱，煅牡蛎五两，粉牡丹皮二两，菟丝子（盐水炒）四两，鱼胶（烊化）三两，再入白蜜一斤收膏。

三诊： 下消渐退，渴饮亦减，肌肉渐丰，脉之弦象亦折，唯右关尚小数，初春得此脉，心阳木火具潜降之机，舌根浮黄，肺胃之积热积湿，尚未肃清。当清其上，而滋其下。处方：北沙参四钱，麦冬二钱，川石斛四钱，黑豆四钱，生地黄五钱，粉牡丹皮一钱五分，海蛤粉（包煎）四钱，云茯苓、云茯神各三钱，川黄柏（盐水炒）一钱五分，肥知母一钱五分，柿霜一钱。

［许济群，王新华. 贺季衡医案 [M]. 北京：中国中医药出版社，2013.］

【评析】 此案记录了近代名医贺季衡治疗消渴下消病的诊疗经过和治疗思路。通过辨证诊断患者肾阴亏虚、阴虚火旺，治疗上宜滋补肾阴为主，兼以清热。滋阴补肾多用六味地黄汤加减，清热泻火多用知母、黄柏、天冬、麦冬、生地黄、犀角（水牛角代）、石斛、天花粉等。治疗以"壮水之主，以制阳光"立法，先汤后膏，待患者肌肉渐丰后又以汤药清热收尾，治疗过程不急不躁，补泻得当，患者转危为安。

3. 陆观虎补肾固元法治疗糖尿病下消案

杨某，男，49岁。

刻下症见： 口渴烦躁引饮，瘦如膏淋，形瘦纳少，羌经十年余。脉细两尺无力。舌质红，苔微黄。诊断为下消，辨证为肾水下泄。治法：补肾固元。

处方： 扁豆衣12克，龟甲（先煎）9克，生地黄、熟地黄各6克，砂仁（后下）3克，黑豆衣12克，炙鳖甲（先煎）6克，山药9克，绿豆衣12克，黄柏6克，焦鸡内金9克，知母6克，盐牛膝6克。

方解： 扁豆衣通利三焦，降浊升清。黑豆衣补肾，利水下气。绿豆衣利小便，止消渴。焦鸡内金消水谷，除烦热，通小肠膀胱。生地黄、熟地黄泻小肠火，入心肾，滋阴生血补水。山药益肾强阴。龟甲、炙鳖甲补阴益肾，滋阴凉血。知母、黄柏润燥滋阴，补肾水，除湿清热。盐牛膝引药下行，益肝肾，强筋骨。

［陆观虎．陆观虎医案 [M]．天津：天津科学技术出版社，1986．]

【评析】 从方解可以看出陆观虎对糖尿病的论述极为精辟，治疗独具匠心，经验十分丰富。本例患者三消俱备，气阴两虚，精血不足，病情复杂。《景岳全书》云："治消之法最当先辨虚实，若察其脉证，果为实火，致耗津液者，但去其火，则津液自生而消渴自止。若由真水不足，则悉属阴虚，无论上中下急宜治肾，则病必自愈。"《沈氏尊生书》云："阴虚者，肾中真阴虚也。"故陆观虎认为，本病虽证候复杂，但肾阴亏虚为本，治宜滋补肾阴为主，兼以益气，使阴复津回，水升火降，五脏可安。方以补肾固元为主方，全方配伍严谨，阴阳兼顾，以此达到滋肾水、涵肝木、泻心火、除燥热、济精血的目的，使热去津生，燥除渴止，阴平阳秘，水火既济，病症改善。

【按语】 通过患者病症及舌脉分析，明确患者病在下元亏虚，因此治疗以补肾益精为主，因此精确辨证、对证施治才是治疗最终成功的关键。

4. 赵绍琴益气养阴，补益肝肾法治疗糖尿病下消案

🍅 **病案 1**

李某，男，47 岁。

病史： 糖尿病发现 3 年余，空腹血糖 10 ～ 20 mmol/L，尿糖（＋）口服西药格列本及中药消渴丸效果欠佳。自觉口干舌燥，周身疲乏无力、形体较胖，脉象软大，舌体胖大苔白而润，腰酸而痛，夜多小便。证属气阴不足，肝肾两亏。先用益气养阴，填补下元法。

处方： 生黄芪 30 克，生地黄、熟地黄各 20 克，沙参 15 克，麦冬 15 克，五味子 10 克，金樱子 10 克，杜仲 10 克，川续断 10 克，补骨脂 10 克。7 剂。

二诊： 药后口渴减轻，自觉较前有力，腰痛显著好转。脉濡软，舌胖苔润，

仍以前法进退。并须小心控制饮食，不吃甜食。适当多吃高蛋白食品。每日运动锻炼乃治疗之本，不可忽视。处方：生黄芪 30 克，沙参 15 克，麦冬 15 克，生地黄、熟地黄各 20 克，五味子 10 克，金樱子 10 克，杜仲 10 克，补骨脂 10 克，川续断 10 克，山茱萸 10 克。7 剂。

三诊：患者自述药后精神体力均明显增强，遵医嘱每日清晨驱车到远郊爬山，呼吸新鲜空气，心情十分舒畅。脉濡软以滑，舌红苔白而润，再以填补下元法。坚持锻炼，必有收获。处方：生黄芪 30 克，沙参 15 克，麦冬 15 克，五味子 10 克，生山药 15 克，天花粉 15 克，生地黄、熟地黄各 10 克，杜仲 10 克，川续断 10 克，补骨脂 10 克，山茱萸 10 克，枸杞子 10 克。7 剂。

四诊：迭进益气养阴填补下元之剂，精神振奋，气力增加，劳作虽多、已不感疲劳，每日徒步登山渐增至两个山头，锻炼与治疗配合，已初见成效。近日化验，血糖已降至正常，尿糖阴性。继用前法，以资巩固，运动锻炼，不可或缺，是为至嘱。处方：生黄芪 30 克，沙参 15 克，麦冬 15 克，五味子 10 克，玉竹 10 克，天花粉 10 克，生地黄、熟地黄各 10 克，生山药 10 克，杜仲 10 克，金樱子 10 克，补骨脂 10 克，巴戟天 10 克。7 剂。

后以上方加减治疗半年，血糖保持正常，尿糖始终阴性，各种症状消失，力气大为增强。治疗期间，患者每天清晨坚持徒步爬山，风雨无阻，往返 30 里已成习惯。因而特别感谢赵绍琴教给了他健身之道。

［彭建中，杨连柱．赵绍琴验案精选［M］．北京：学苑出版社，2007.］

【评析】 本案患者患糖尿病已 3 年余，久治不愈，因其疲乏无力，形体又较肥胖，所以平日的户外活动很少。患者自觉口干舌燥，渴欲饮但喜热饮，这是阳气亏虚，无力消水，所以不耐冷饮。脉象濡软且大，舌体胖大苔白而润，这是脾虚之脉色，阳气不足，气化水湿不利，所以才舌润。腰酸而痛，夜多小便，着是肝肾亏虚，所以腰酸痛，不能固摄小便，夜尿才多。综合病脉证分析，这是一个以肝、脾、肾阳气亏虚，夹有内燥证候，所以组方中以杜仲、川续断、补骨脂温补肝肾，强壮肾之气化，以利水湿；生地黄、熟地黄、沙参、麦冬益养肺胃气阴，滋养肝肾阴精；以五味子、金樱子收敛肺气、固敛肾气，肾精充盛，藏精起亟，精气升发，得黄芪推荡之力，气血得以周流全身，一气循环，调和五脏洒陈六腑，去瘀生新。

另外，赵绍琴医师认为运动锻炼的最大好处是流通气血，增强脏腑功能，对糖尿病治疗具有重要意义。血气者，所以周于性命者也，以奉生身，莫贵于此。人之所以病者，即血气不得流通。无论虚证实证，莫不如此。唯有血气流通，乃能和调于五脏，洒陈于六腑，脏腑功能才能强健旺盛。昔贤张子和云："《黄帝内经》一书，唯以血气流通为贵。"是为至理名言。治疗患者通过爬山运动锻炼，加强自身血液循环，强化自身代谢机制，对于整个治疗效果起到了促进作用。这对糖尿病患者也是一个借鉴作用，多加强运动，可以有效地代谢体内多余的物质，有利于血糖的调节。

🍅 **病案 2**

彭某，女，53 岁。

病史： 发现糖尿病 3 年余。血糖 12.8 mmol/L，尿糖（++ ～ +++）。刻下症见：疲乏无力，少气懒言，面白形肥，脉象濡软，按之缓大而虚，舌白体胖质嫩且润。口渴不甚明显，小便数多而色清白。中阳不足，先用益气补中法。

处方： 黄芪 30 克，沙参 15 克，麦冬 15 克，五味子 10 克，生地黄、熟地黄各 15 克，杜仲 10 克，川续断 10 克，补骨脂 10 克，金樱子 10 克，芡实 10 克。7 剂。

二诊： 药后气力有增，脉仍濡软，舌白苔润，再以前法进退。处方：黄芪 60 克，南沙参、北沙参各 20 克，麦冬 15 克，五味子 10 克，生地黄、熟地黄各 15 克，杜仲 10 克，川续断 10 克，补骨脂 10 克，金樱子 10 克，芡实 10 克。7 剂。

三诊： 患者依上方服药 1 个月，自觉精力较前大增，诊脉仍濡软，但已觉有力，舌白苔腻，根部略厚。仍用前法加减。处方：黄芪 60 克，沙参 15 克，麦冬 10 克，五味子 10 克，杜仲 10 克，川续断 10 克，补骨脂 10 克，金樱子 10 克，焦三仙各 10 克，水红花子 10 克，7 剂。

后以上方加减治疗半年，血糖降至 6.16 mmol/L，尿糖转阴，各种自觉症状基本消失。

［彭建中，杨连柱．赵绍琴验案精选 [M]．北京：学苑出版社，2007.］

【评析】　本案患者渴饮不甚，疲乏无力明显，脉象虚大，舌胖淡嫩，据脉证辨为肺脾气虚，气不化津。脾虚日久，肾气自然不足，故初诊治疗即以益气养阴与补肾壮元并举，方中重用黄芪益气，沙参、麦冬、五味子三药，合黄芪共奏益气生津之效，杜仲、川续断、补骨脂平补肝肾，温而不燥，补而不腻，生地黄、熟地黄滋阴添精，金樱子、芡实收敛肾精。本例患者口渴不甚，说明初期发病本于气虚，日久气不化津，应考虑益气为主，少伍些许阴柔药物即可，所以二诊黄芪用量加倍，南沙参、北沙参各用 20 克。久服补益气阴之品，可能加重脾胃负担，以至运化不及，故三诊患者舌苔厚腻，加入焦三仙、水红花子助消化、运三焦，使补而不滞，则可常服以为图本之治。水红花子咸，微寒，有清热、软坚之功，可消瘀破积，健脾利湿。

【按语】　在糖尿病下消阶段，一定考虑日久气不化津，气、津不足的状况，适当增加补气和活血药物的应用，是糖尿病下消阶段治疗的精妙之处。

5. 冉雪峰滋阴清热法治疗糖尿病下消案

某苏联专家，年五十，体形魁伟，颜面潮红，头晕心烦不寐，常自服头痛粉、安眠片，牙龈时或出血。年来易倦，开始有疲劳感，尿频数，量多，口渴引饮，食欲反佳，俨似消渴现象。经检查尿糖均高，尿糖（＋＋＋＋），血糖 258 mg%，始确知为糖尿病。工作较忙，无暇治疗，偶一治疗，亦不能解决问题，唯注意饮食管制，每日喝五杯水，不多饮，故尚保持现状。予诊如上述，为书简明医案：证属下消，牙龈时或出血，燥气反过，育阴清热，凉营散结，半调半疏。

处方：鲜生地黄六钱，当归、白芍各三钱，桑螵蛸、蒲黄（包煎）各三钱，青木香、白茅根各三钱，甘草一钱。

随证出入加减，两周后头痛、不寐、烦渴均减，尿糖如故，因加重药量，加厚药力。处方：鲜生地黄一两，黄连八分，杭白芍、天花粉、肥知母、山茱萸、酸枣仁、桑螵蛸、青木香各三钱，甘草一钱。亦随证出入加减三周，尿糖锐减，血糖平稳，效大著，病愈大半。嗣因公出差，时方酷热，劳顿受暑，病又微发，回时调治，乃复正常。时已秋凉，病即节节向愈，尿糖阴性，各症消失。为拟善后予久服方：鲜生地黄八钱，黄连八分，茯神四钱，酸枣仁、南沙参、牡丹皮、地骨皮、桑螵蛸、青木香、白茅根各三钱，甘草一钱。

[冉雪峰.冉雪峰医案[M].北京：人民卫生出版社，1962.]

【评析】　从症状可以看出，是一派阴虚内热之象，一诊以育阴清热，凉营散结，半调半疏为法治疗有效，效不更方，加重清热滋阴之力。所以三周后，尿糖锐减，血糖平稳，效大著，病愈大半。三诊则用鲜生地黄、南沙参、牡丹皮、黄连滋阴清热；地骨皮、桑螵蛸补肾缩尿；白茅根清营血之热；酸枣仁酸甘化阴；全方组方精当而收效。

【按语】　由于人种及饮食生活习惯的差异，糖尿病发病的临床表现也有所侧重。白种人形体壮实，素食肥甘，一般湿热内火较甚，因此虽然是下消阶段，仍是清热为主，育阴为辅，因此在治疗类似病症时可以作为重要参考。

6. 姜生坤益气养阴法治疗糖尿病下消案

杨某，男，52岁。

病史：患者以夜尿多2年，膝、腕、四肢酸困感4个月为主诉。查血糖9.46 mmol/L，尿糖（＋＋）。X线片示腰椎、膝关节骨质增生。舌淡苔白，脉沉细。辨证为气阴两虚，肾失固摄。治以益气养阴，固涩降糖。给服生脉胜甘汤。

处方：辽沙参、玉竹、麦冬、五味子各12～15克，生地黄30～60克，生石膏（先煎）20～30克，知母、天花粉各15～30克，乌梅、山茱萸、桑螵蛸各10～12克，黄连12～15克，生黄芪30～60克，每日1剂，水煎服。30天为1个疗程。

共服31剂，查尿糖3次均为（－），血糖62.5 mg%。

[姜生坤，寇生银.生脉胜甘汤为主治疗糖尿病63例[J].陕西中医，1991（2）：55-56.]

【评析】　生脉胜甘汤是姜生坤针对气阴两虚型的下消证在生脉散的基础上

加减而成。方中沙参、麦冬、五味子、黄芪、生地黄、知母、生石膏、天花粉、黄连、玉竹清热益气生津，又取山茱萸、乌梅、桑螵蛸酸涩之性收敛固涩，酸甘化阴而奏阴复热清之功。全方药物质地濡润，生津化液，补而不燥，滋而不腻，守中化阴，且不过寒凉，不碍升运，姜生坤称"至为合适"，其临床疗效甚佳。

7. 陈步师滋水涵木，清降燥火法治疗糖尿病下消案

叶某，女，30岁。

病史： 患者发育正常，营养良好，素性多思善怒，恣食肥甘，酿为消渴，多饮善饥多尿。经西医治疗及控制饮食，病情反复，后求治于某中医，投白虎汤5剂，渴饮不止，而尿反增多。又更某中医治疗，服增液汤等十余剂，效亦不著，遂于1984年夏季来院求治。治前血糖尚正常，尿糖餐后（++++），空腹尿糖（++）。自诉月经正常，别无他病，唯口渴多尿，每日饮水450 mL左右，每日小便15次以上，饮多不解渴，尿呈白色，状若膏脂，大便正常，精神倦怠，体重日益减轻。诊其脉沉细无力，舌淡红苔偏薄，面色黧黑，表情淡漠。思此证从舌脉外表等观察气血两虚。张仲景云：男子消渴，小便反多，以饮一斗，小便一斗，肾气丸主之。"

处方： 肉桂（后下）9克，附子9克，熟地黄15克，山茱萸10克，山药18克，牡丹皮10克，泽泻10克，云茯苓15克，黄芪40克，补骨脂10克。

其父粗具医识，畏盛夏桂附辛热，求易他方，余解其虑，乃试服1剂，无不良反应，再服4剂，渴、尿大减，再服5剂，诸症消失，后以六味地黄丸善后，并以玉米须代茶饮半个月，餐后尿糖（-）。肾气丸温阳滋肾，补命门真火，俾太阳一出熠火无光，病自可愈。

［陈步师. 糖尿病辨证论治的临床体会 [J]. 福建中医药，1986（2）：27-28.］

【评析】 中医认为，糖尿病之因多由嗜欲不节，多食膏粱酒酪，肥甘厚味，致胃积热干涸，或情态失调，喜怒不慎，气郁化火，或耗神过度，房事失节；素体或病后阴血亏衰，火旺阳亢，或湿热浸淫，郁成燥热，消烁阴津。故糖尿病始

于阴虚，起于燥热。阴虚重点在肾，是其本；燥热表现在肺胃，是其标。其病理机制一为阳明热蕴化燥，消灼肺胃阴津；二为肾燥精虚。本案证属下消，因阴虚不能化阳，加之过服寒凉，真阳受损，致火衰不能化水，气虚不能蒸精，真火不足，故饮一溲一，渴不得止。金匮肾气丸为治疗消渴的名方，其方旨在滋养阴液，温复肾阳，陈步师在此基础上加黄芪、补骨脂以补肾气，全方滋水涵木，清降燥火，双管齐下，直达病本，故使糖尿病得以改善。

小结

以上病案均属于名中医治疗消渴病下消的范畴，下消证是指糖尿病患者以尿频及尿量增多、尿如膏脂、腰膝酸软、头晕耳鸣为主要症状表现的证候，常伴有口干口渴及消瘦乏力等症状。一般认为下消的病变脏腑主要在肾，下消症状多与肾虚有关，多尿症状较为突出。禀赋不足、劳欲过度或是疾病迁延不愈耗伤肾精，肾精亏虚，虚火内生。消渴日久，阴损及阳，可发展为阴阳俱虚。临床上，下消的常见证型可见气阴亏虚、阴阳两虚。肾阴亏虚、阴虚火旺治拟滋补肾阴为主，兼以清热，方选六味地黄丸加减。气阴亏虚拟益气养阴为法，方选生脉胜甘汤加减。阴阳两虚拟滋养阴液、温复肾阳为治，方选金匮肾气丸加减。

第四章
名中医治疗糖尿病消瘦案

1. 概述

糖尿病消瘦是指糖尿病疾病发展阶段出现体重明显减轻，呈现消瘦的证候。虚弱由于代谢失常，能量利用减少，负氮平衡，失水和电解质，酮症时更严重，患者感疲乏、虚弱无力。尤其是幼年（1型）及重症（2型）患者消瘦明显，体重下降可达数十斤，劳动力常减弱。另外，长期服用降糖药物（如二甲双胍）或注射胰岛素也会减轻患者体重。久病幼儿生长发育受抑制，身材矮小、脸色萎黄、毛发少光泽，体力多虚弱。临床须与营养不良、恶性肿瘤、代谢障碍等疾病鉴别。

2. 胡建华补益肝肾法治疗糖尿病消瘦案

梅某，男，54岁。

病史：患者自诉患消渴5年余，"三多"之症已不显著。刻下症见：精神委顿，面色晦滞少华，形体消瘦，口微干，但不多饮，早晚恶寒，阳痿，腰膝酸软，发脱露顶，大便干燥，舌质淡胖、尖红、苔薄白，脉弦细。1周前空腹血糖10.8 mmol/L，三酰甘油5.46 mmol/L，目前正在服用西药治疗。辨证属消渴病，阴液亏耗，日久阴阳俱虚。治宜温肾滋阴，活血化瘀。方用金匮肾气丸加减。

处方：生地黄、熟地黄各12克，山茱萸12克，怀山药15克，云茯苓15克，粉牡丹皮15克，淫羊藿9克，肉苁蓉12克，制何首乌15克，天花粉30克，炙黄芪12克，生山楂9克，蓬莪术12克，瓜蒌皮15克。7剂。

服用初诊方加减35剂后，自觉精神好转，口干、恶寒、腰膝酸软等症均减，大便已润，苔薄腻、舌质胖，脉弦细。复查空腹血糖 9.3 mmol/L，三酰甘油 4.03 mmol/L。

四诊：治宜培益肝肾，平补阴阳。处方：生地黄、熟地黄各 12 克，山茱萸 12 克，怀山药 15 克，粉牡丹皮 15 克，淫羊藿 9 克，肉苁蓉 12 克，锁阳 12 克，制何首乌 15 克，天花粉 30 克，生山楂 9 克，瓜蒌皮 15 克，生槐花 12 克。14 剂。并已停服西药。

五诊～十一诊：略。

十二诊：服用补益肝肾、平补阴阳之品 150 剂后，各症均见减轻。复查空腹血糖降至 6.5 mmol/L，三酰甘油降至 3.51 mmol/L。

［黄正昌．学习胡建华运用《金匮要略》方治疗脏躁、痹证、消渴的体会 [J].上海中医药杂志，1994（2）：1–3.］

【评析】　本案乃糖尿病，属中医"消渴"。初起阴虚燥热，逐步阴虚及阳，转化为阴阳两虚。胡建华采用金匮肾气丸方意，而未照搬原方：处方中地黄、山茱萸、淫羊藿、肉苁蓉、制何首乌等，培益肝肾，阴阳并补。所以未用《金匮要略》原方中之附子、桂枝，因患者阴阳俱虚，附子、桂枝虽能温阳，但其性刚燥，用之恐伤其阴，故选用淫羊藿、肉苁蓉、锁阳等温柔之品，助阳而不伤阴。方中生地黄、天花粉、制何首乌、炙黄芪等养阴益气药，均有较好的降低血糖作用。患者血脂偏高，方中制何首乌、瓜蒌皮、生山楂、生槐花可改善血管硬化和降低血脂。糖尿病往往因久病阴虚致瘀，血液黏稠度较高，故方中选用粉牡丹皮、生山楂、蓬莪术等活血化瘀，以提高疗效。

3. 朱良春益气化瘀通脉法治疗糖尿病消瘦案

张某，男，52 岁。1996 年 5 月 4 日初诊。

病史：患者体质素健，因长期工作劳累，经常饮酒过量，2 年前出现口渴，消谷善饥，消瘦乏力。经某医院检查：尿糖（++++），空腹血糖 14.7 mmol/L，确诊为糖尿病。经用中西药物治疗，症状有所改善，但血糖、尿糖仍高于正常范围，饮食稍失控制即加重，遂来院求治于朱良春。刻下症见：形体消瘦，面色不华，口干，易感疲乏，少气懒言，常有头晕目，肢体麻木，舌红苔厚腻，脉细。查：尿糖（±～++），空腹血糖在 7.28～8.4μmol/L。辨证：气阴两虚，瘀血阻脉。治法：益气养阴，化瘀通脉。

处方： 川石斛 15 克，制何首乌 15 克，制黄精 15 克，生地黄 15 克，生黄芪 30 克，怀山药 30 克，枸杞子 10 克，金樱子 10 克，紫丹参 10 克，桃仁泥 10 克。

二诊： 服药 14 剂后，精神较振，头眩肢麻略减，尿糖（±～+），舌脉如前，前方继进之。

三诊： 服药 14 剂后症情稳定，头眩肢麻已释，尿糖（－），血糖降至正常。舌质淡紫已消，脉略振。再为善后巩固之。①斛乌合剂作煎剂，每 2 天服 1 剂。②六味地黄丸，每服 10 粒，每日 3 次，用黄芪 30 克煎汤送服。

治疗 1 个月。嘱患者戒酒醴，忌肥甘，饮食宜少量多餐。3 个月后随访，症情稳定，精神爽朗，体重稍有增加。

【评析】 朱良春教授认为，消渴病虽以阴虚为本，燥热为标，而气阴两亏兼夹瘀血是临床上常见的糖尿病证型。燥热易伤津液，而且易克伐正气（壮火食气）。阴精亏耗，气失化生基础，日久必虚。精微物质的化生输布又赖气的推动，气虚化生无权则阴精更少，而津伤则气耗，气耗则阴液更伤，两者互为因果，气阴两虚之证成矣。又"气为血帅，气行则血行"，今气虚运血无力，血流缓慢而成瘀；且津血同源，津亏液少，势必不能载血循经畅行故可成瘀，因此，气阴两虚常与瘀血症状并见。气阴两虚兼夹瘀血证型的临床常见症状有：形体消瘦，神疲乏力，不耐烦劳，心慌气短，懒言少动，头昏目眩，心烦少寐，多汗口干，肢体发麻疼痛，腰膝酸软，脉多沉细或细弦、细涩，舌质黯淡、淡紫，或有瘀斑。

朱良春积累多年临床经验，针对此证，立益气养阴、和血通脉之法，自拟斛乌合剂治疗，疗效卓著。斛乌合剂的药物组成：川石斛 15 g，制何首乌 15 g，制黄精 15 g，生地黄 15 g，生黄芪 30 g，怀山药 30 g，枸杞子 10 g，金樱子 10 g，紫丹参、桃仁泥 10 克。将上药煎成 150 mL。每次 50 mL，每日 3 次，开水冲服。亦可作煎剂服，每日 1 剂，口服 2 次。

方解：何首乌、枸杞子、生地黄滋肾填精，合石斛养阴生津；黄芪、山药健脾益气，且量重用，黄芪补气力强又能升清，补气即可生津，升清即可布液；山药、黄精甘淡性平，既能补气又能益阴，补脾润肺固肾精；金樱子涩精止尿，固摄下元精微；佐以丹参、桃仁和血通脉，丹参又能养血除烦安神，桃仁又能润燥，两药与黄芪相合，又有益气推动血行之功。全方益气助脾运，以固后天之本；养肾阴滋下源，以充先天之基；健脾补肾，固摄精微；和血通脉，以防治并发症。全方用药虽属平淡，但药证相合，配伍得当，疗效显著。

【按语】 糖尿病日久耗伤气阴，肝肾亏虚，兼有瘀血阻络，因而治疗要益气养阴，兼以活血化瘀。临床实践表明，本方不但有降糖、降脂作用，且对糖尿病微血管病变基础上的并发症也有较好的防治作用。

4. 李天云益气养阴，活血通脉法治疗糖尿病消瘦案

蔡某，男，46岁。1997年10月8日初诊。

病史：患者患糖尿病3年，近2年一直坚持服优降糖、消渴丸等治疗，病情时轻时重。反复发作，尿糖为（++）以上，血糖为12 mmol/L。近因消瘦、尿频加重，腰膝酸软，乏力倦怠前来就诊，查血糖13.1 mmol/L，尿糖（+++），伴头晕耳鸣，失眠多梦，面色憔悴，脉细数，舌质淡红，舌苔白腻。证属脾肾亏虚，心肾不交，治宜健脾补肾，滋阴泻火。

处方：降糖康复方（黄芪、黄精、丹参、怀山药、玄参、生山楂各30克，天花粉、鸡内金各15克，川黄连5克，大黄3克）加枸杞15克，菊花10克，苍术20克，炒酸枣仁30克，水煎3次，分3次服。

6剂症状大减，服15剂后查血糖8.7 mmol/L，尿糖（+），药已中病。即守方配制蜜丸，每丸6克，每次2丸，每日2次。二黄丸，每次2粒，每日2次，1个疗程后症状消失，体重增加，查血糖6.4 mmol/L，尿糖（-）。为巩固疗效，又服1个疗程，患者精神大振，一切正常，连续3次查尿糖、血糖均在正常范围，1年后随访未见复发。

［李天云，张兆渠．降糖康复方治疗糖尿病51例观察[J].实用中医药杂志，1999（10）：8-9.］

【评析】　本案抓住糖尿病气虚津亏血瘀的病机关键，治疗上以健脾补肾、滋阴泻火为治，所拟降糖康复方即根据此原则而设。方中黄芪、山药、黄精以补气为主，兼能养阴，津亏能补，津泄能固，具有补而不滞、养而不腻的特点，为治疗糖尿病的首选药物；玄参性寒质润，能制浮游之火，清上彻下，润泽三焦，滋阴降火；天花粉既能清热生津止渴，又能消瘀血，散热结；丹参、山楂、鸡内金活血化瘀，不伤新血，开郁气而不伤正气，消积滞而不破气；尤其是山楂不仅能消食积化瘀血，与益气之品相伍又能酸甘化阴，生津止渴，佐小量黄连、大黄以清热泻火，发挥其有热能清，有湿能燥，有积能消，有瘀能祛的作用。全方具有益气养阴活血之功，正合糖尿病气虚血瘀津亏之病机。

5. 吴涛益气养阴，清热补肾法治疗糖尿病消瘦案

李某，男，50岁。

病史：患者病程3个月，来诊时有明显的多饮、多食、多尿，自诉体重3个月内下降9千克，感全身乏力，失眠多梦，空腹血糖14 mmol/L，尿糖（+++），已自行控制饮食半个月无改善，收住院治疗。

处方：黄芪、党参、麦冬、熟地黄、山茱萸、茯苓，水煎服，每日1剂。牛蒡子另打粉用上药送服，每次1.5克，每日3次。少数患者药后出现腹泻，则改用牛蒡子15克加入上药一同煎煮，每日1剂，分3次温服，30天为1个疗程。治疗半个月，空腹血糖下降到10 mmol/L，尿糖（++），症状好转，治疗满1个疗程时，患者全身情况改善，空腹血糖5.5 mmol/L，尿糖转阴。继续巩固治疗20天后，患者症状完全消失，精神好转，体重较入院时增加3千克，空腹血糖多次复查，稳定于5 mmol/L以下，出院后，随访2年，病情未反复。

［吴涛.牛蒡治疗Ⅱ型糖尿病[J].中医杂志，1997（10）：581.］

【评析】　糖尿病病机为阴虚燥热，结合现代医学，糖尿病为代谢紊乱，属消耗性疾病，客观指标有空腹血糖和餐后血糖的增高，以及尿糖定性定量的异常。所以糖尿病的治疗一方面要增强患者体质，补其亏损；另一方面要能针对性地消除其阳性指标。选用参芪地黄汤以益气养阴、补肾为主治疗，对改善患者症状及

全身情况效果较好，但降糖作用不理想，血糖不稳定。加入牛蒡子后，降糖及稳定血糖作用明显增强。牛蒡子本为解表药，有疏散风热、解毒透疹、利咽消肿之功效，临床多用于风热喉痹、斑疹不透。而近代药理学研究表明，牛蒡子提取物有显著而持久地降低大鼠血糖的作用。有学者曾以牛蒡子为主药观察治疗 2 型糖尿病 48 例，观察结果显示，此法对改善糖尿病患者全身情况及降低和稳定血糖，确有较好疗效。

小结

糖尿病消瘦是指糖尿病疾病发展阶段出现体重明显减轻，呈现消瘦的证候。临床证候可见阴阳俱虚，气阴两虚、瘀血阻脉，阴虚燥热等证候。阴液亏耗，日久阴阳俱虚，治宜温肾滋阴、活血化瘀，方用金匮肾气丸加减；气阴两虚、瘀血阻脉，治以益气养阴、化瘀通脉为法，方选朱良春积累多年临床经验自拟的斛乌合剂，疗效卓著；阴虚燥热证候，选用参芪地黄汤以益气养阴、补肾为主治疗。

第五章
名中医治疗糖尿病三消并见案

1. 概述

　　糖尿病三消并见指糖尿病患者口干多饮、多食易饥、尿多、消瘦、乏力等症状相兼或合并出现的病症。在临床中因糖尿病患者病因复杂，病程较久，病情多变，故"三多一少"症状往往合并出现或间断出现，因此临床需要认真甄别，准确辨证，对证用药。

2. 张锡纯益气养阴法治疗消渴案

　　邑人某，年二十余。贸易津门。得消渴证，更医十余人不效，归家就医于余，诊其脉甚微细，旋饮水旋即小便，须臾数次，投以此汤（指玉液汤：生山药、黄芪、知母、生鸡内金、葛根、五味子、天花粉），加野台参四钱，数剂渴见止，而便数，连服十剂而愈。

　　［张锡纯. 医学衷中参西录 [M]. 太原：山西科学技术出版社，2009.］

　　【评析】　张锡纯为近代中西医结合第一人，认为此消渴病病机为气不布津、肾虚胃燥所致。津液不布，胃燥耗津液则口渴引饮，脾气亏虚，肾失封藏，水精下流则小便频而数量多；气虚胃燥津伤则困倦气短，舌嫩红而干，脉虚细无力。玉液汤中山药、黄芪可补脾固肾，益气生津，二药相配。一则使脾肾气密固，封藏精微以减少尿液流失。知母、天花粉可滋阴清热，生津养液，润燥止渴。四药相配，共奏益气养阴、生津止渴、固肾之功。葛根清热生津止渴，且葛根与黄芪相配，升发脾胃清阳，输布津液而止渴。鸡内金助脾健运，运化水谷精微兼能缩尿，可化糖质为津液。五味子固肾生津，与山药相配，补肾固精之力更强。现代实验验证玉液汤可显著降低血糖。值得临床应用。

3. 孔伯华清柔祛湿法治疗消渴医案

李某，女。5月22日初诊。

刻下症见：湿热下注膀胱，运化亦差，消渴，便秘，周身皮肤刺痒，头晕不清，脉滑数，宜清柔祛湿。

处方：生海蛤壳六钱（先煎），云茯苓皮四钱，泽泻三钱，稻芽三钱，生石决明（先煎）八钱，猪苓三钱，代赭石（先煎）三钱，旋覆花（包煎）三钱，知母三钱，黄柏三钱，桑寄生六钱，灵磁石（先煎）三钱，莲子心二钱，炒栀子三钱，龙胆草三钱，地肤子三钱，荷叶两个，犀黄丸一钱。

5月28日二诊：药后消渴减，大便秘，前方犀黄丸改为半钱；加全瓜蒌八钱、玄明粉一钱、僵蚕三钱。

【评析】 此案为消渴病湿热下注。方中以知母入肺胃肾，滋阴生津解渴；黄柏苦寒燥湿，清泻下焦湿热；荷叶清香化湿而不燥；云茯苓皮、猪苓、泽泻加强渗湿之力；莲子心、炒栀子、龙胆草清泻心肝之火，又以犀黄丸中牛黄清解内毒；佐稻芽以运脾助消化；以旋覆花泻降肺气，生海蛤壳润肺化痰。头晕不清，为风火上扰，肝阳上亢，其脉滑数，数为阴虚内火，滑为痰湿内蕴，所以在清解肝火之时，以代赭石、灵磁石潜镇肝阳，以治头晕；周身皮肤刺痒为风火痰邪客于体表脉络，故以地肤子利湿止痒，初诊解决了燥热伤津，湿邪内蕴的问题，但肠燥未清，故二诊加用全瓜蒌、玄明粉以润肠通便。治疗过程应对证候紧密，丝丝相扣，紧抓主证湿热化燥伤津用药，主次顾兼证，故疗效迅捷。

4. 施今墨益气养阴法治疗糖尿病三消并见案

🍅 病案 1

满某，男，48岁。

病史：患者病已多年，在某医院检查空腹血糖 14.8 mmol/L，尿糖（+++），诊为糖尿病。刻下症见：烦渴引饮，小便频数，多食善饥，日渐消瘦，身倦乏力，头晕心悸，大便微结，夜寐不实，多梦纷纭，舌苔薄白，脉数、重按无力。中医辨证分析：心火不降，乱梦纷纭，热灼肺阴，烦渴多饮；脾胃蕴热，消谷善饥；肝阴不足，头晕目眩；肾阴亏耗，小便频多。综观脉症，气阴两亏，精血不足，三消俱备，五脏皆损，证候复杂。治法：益气阴、滋肝肾、补心脾。

处方：生黄芪 30 克，党参 10 克，麦冬 10 克，怀山药 18 克，五味子 10 克，玄参 12 克，乌梅 4.5 克，绿豆衣 12 克，天花粉 12 克，山茱萸 12 克，桑螵蛸 10 克，远志 10 克，何首乌 15 克，茯苓 10 克，生地黄 12 克。水煎服，每日 1 剂。共进上方 7 剂。

复诊：前方服用 7 剂后烦渴解，尿次减，饮食如常，夜寐转佳，精神舒畅。空腹血糖 8.7 mmo/L，尿糖（＋）。效不更方，前方嘱再服 7 ～ 10 剂。

［祝谌予，翟济生. 施今墨临床经验集 [M]. 北京：人民卫生出版社，2006.］

【评析】　本例为气阴两虚，肝肾不足，治疗以益气养阴，平肝益肾、健脾安神。患者烦渴引饮，小便频数，多食善饥，三消俱备。辨证分析认为肾阴亏虚为本，久病五脏俱虚，阴津滋润不足是一方面；另一方面也存在阴虚及气虚。肾水不足，不能上济于心，心火相对亢盛，壅于上焦，心神不安，故心悸，夜寐不实，乱梦纷纭；肾阴不足，不能润养于肺，肺燥则渴；肾阴不足，肝阴亦不足，阴血不得化生，脑失充养，故头晕目眩。肾阴亏耗，日久肾气亦有亏虚，脾不得肾气的推动、温煦和激发，运化失健，水谷精微不足，不充于肌肉四肢，则身倦乏力，不能充养于脑，则头晕目眩；"肾者，胃之关也"，胃喜润恶燥，不得真阴滋润，则胃热亢盛，邪火不能消化水谷为人体所用，故消谷善饥，而身体日渐消瘦；肾气不足气化不及，故津液不能正常蒸腾气化，反而下注膀胱，从小便而出，故小便频多。施今墨认为，本病虽证候复杂，但肾阴亏虚为本，治宜滋补肾阴为主，兼以益气，使水升火降，五脏可安。

《景岳全书》云："治消之法最当先辨虚实，若察其脉证，果为实火，致耗津液者，但去其火，则津液自生而消渴自止；若由真水不足，则悉属阴虚，无论上中下急宜治肾，必使阴气渐充，精血渐复，则病必自愈。"

从处方用药看，生黄芪、党参、怀山药益气，养心、肺、脾、肾；麦冬、生地黄、玄参、天花粉滋心肺阴、清热；山茱萸、桑螵蛸、何首乌、五味子滋肾气、敛养肝肾阴精；茯苓、远志健脾化痰宁心，沟通心肾；绿豆衣、乌梅配何首乌解热毒，酸甘化阴。全方配伍严谨，阴阳兼顾，以此达到滋肾水、涵肝木、泻心火、除燥热、济精血的目的。可使热去津生，燥除渴止，阴平阳秘，水火既济，诸症改善。故本例患者虽患病多年，病情复杂，但患者只服药 7 剂，则症状明显改善，血糖、尿糖均有下降。足见施今墨辨证精确，用药精当，疗效卓著。

🍅 病案 2

顾某，男，56 岁。

病史： 患者病已经年，口干思饮，食不知饱，小便如膏，精神不振，身倦乏力，在某医院检查血糖尿糖均高，诊为糖尿病。舌质红不润，脉豁大三部皆然。辨证立法；燥热为害，三消全备，缘以平素喜食膏腴。郁热上蒸，则口干欲饮；胃热则消谷善饥；病及下焦，则小便如膏。脉豁大，元气已伤，证属气阴两亏，治宜益气为主，佐以养阴生津。

处方： 西党参 15 克，生黄芪 30 克，绿豆衣 12 克，生地黄、熟地黄各 10 克，怀山药 60 克，五味子 10 克，金钗石斛 10 克，天冬 10 克，天花粉 18 克，鲜石斛 10 克，麦冬 10 克。

二诊： 服药 7 剂，诸症均减，小便已清，食量渐趋正常，仍易疲倦大便时干燥，仍宗前法。处方：西党参 15 克，生黄芪 60 克，五味子 10 克，怀山药 60 克，晚蚕沙（包煎）10 克，天冬 6 克，瓜蒌子 10 克，火麻仁 12 克，麦冬 10 克，天花粉 10 克，当归 12 克，生地黄、熟地黄各 10 克，肉苁蓉 18 克，绿豆衣 12 克。

三诊： 服药 6 剂，诸症均减，血糖、尿糖均已恢复正常，精神健旺，但多劳则疲乏无力。改丸药金匮肾气丸，每日早晚各服 10 克，大补阴丸，每日中午服 10 克。

🍅 病案3

赵某，男，50岁。

病史： 患者病已数月，身体逐渐消瘦，口干渴饮水多，自觉胸中灼热，饮冷始感爽快。尿频量多，精神不振，体倦乏力，尿糖（+++），舌苔薄白，脉豁大而空。辨证立法：五脏六腑皆禀气于脾胃，行其津液以濡养之。若阴衰阳盛，虚热伤津，则胸中烦热，口干渴，喜冷饮。脾虚津液不足，五脏六腑四肢不得濡养，故有形瘦体倦，精神不振之象。脉豁大而空为气津两亏，拟滋阴清热佐以益气。

处方： 鲜生地黄10克，酒黄芩10克，朱麦冬10克，鲜石斛10克，酒黄连5克，润玄参12克，天花粉12克，生黄芪30克，五味子5克，绿豆衣12克，怀山药60克，野党参10克。引：鸡鸭胰子各1条，煮汤代水煎药。

〔祝谌予，翟济生.施今墨临床经验集[M].北京：人民卫生出版社，2006.〕

【评析】 以上3案为我国一代名医施今墨先生治疗的案例。施今墨生前对糖尿病论述精辟，并积累了极为丰富的治疗经验。施今墨治疗糖尿病的基本方是由增液汤、生脉散与黄芪配山药、苍术配玄参两个对药所组成。增液汤中麦冬甘寒，生津清热，润肺养胃，偏于中上焦；生地黄甘苦寒，滋阴清热，补益肝肾，偏于下焦；玄参苦咸寒，滋阴清热，补益肝肾，三药合用，养肺胃肾三脏之阴液，清上中下三焦之燥热。生脉散中党参补益脾肺之气，麦冬滋养肺胃之阴，五味子敛涩肺肾阴精。三药相伍，益气生津敛精。黄芪配山药健脾益气生津，补肾涩精止遗；苍术配玄参，滋阴降火，健脾敛精。总之，全方具有滋阴清热，益气生津，敛气固精的作用，尤适用于气阴两虚型糖尿病。糖尿病施今墨常用白芍、五味子、生地黄、熟地黄、麦冬、玄参、乌梅等，取其酸化生津补液，兼能除热；若脉洪数有力，则为实热，当以三黄石膏汤折其火势。若邪实正虚，在大量应用石膏、知母的同时，常佐西洋参，既能养阴益气生津，又能增强其他药物的功效，此乃治病顾本，仿人参白虎汤之意。若二阳结热蕴毒盛者，施今墨常用绿豆衣伍薏苡仁取其健脾益胃、清热解毒之功，临床用之，可除肠胃蕴结之热毒，无伤阴之弊，且有止渴之功。若渴饮无度，乃伤阴所致，施今墨常用增液汤、生脉散加石斛等治之。若气虚为主，宜重用黄芪、山药、党参补气健脾为主；若气阴两伤，则益气健脾和滋阴养液药同用。若肾阴亏损，饮一溲二，宜用汁多腻补之品，如黄精、玉竹、山茱萸、枸杞子、肉苁蓉、菟丝子、续断、熟地黄等。若证见尿意频繁，小便清长，朝夕不断，有时尿作淡青色，有时上浮一层如猪膏，口不欲饮食，大便时溏，四肢厥冷，气短懒言，舌淡不红，六脉沉迟者确属阳虚阴寒之证，治当壮火、补虚、固脱、填髓。处方上肉桂、鹿茸粉、黑附块、桑螵蛸、山茱萸、大山参、巴戟天、补骨脂、覆盆子、金樱子、野于术、怀山药、芡实等。若阴虚血燥，当养血滋阴降火。若阴虚血热瘀阻，宜用牡丹皮、丹参、生地黄清热活血为主，辅以滋阴清热之品。施今墨在治疗糖尿病的处方中，常配以苍术、佩兰、晚蚕沙、干姜、肉桂、附子、补骨脂等辛温之品取其气香温运，有行滞开壅，调畅气机，运脾生津之功。世医虑其伤阴耗液，故多不用，施今墨曰："东垣先生生津甘露饮子内有藿香、豆蔻、荜澄茄等辛燥之品，佐以取之，亦无辛燥之嫌。前世医家治消渴病，每于甘寒、苦寒药味之中，佐以辛润芳香之品。"

【按语】 施今墨治疗糖尿病，并不局限于清热益气养三消基本方法，而是辨证论治，随证加减，灵活变通。

5. 方和谦健脾补气法治疗糖尿病案

高某，男，46 岁。2005 年 12 月 12 日初诊。

病史：患糖尿病已 6 年，1 个月来乏力困倦，到门诊检查，餐后 2 小时血糖为 29.6 mmol/L，服用阿卡波糖、金芪二甲双胍等药治疗未见明显疗效。现乏力，困倦，主食每日 300 克，大便干燥，唾液多，查舌苔稍腻，脉平缓。西医诊断：2 型糖尿病；中医诊断：消渴病。脾为后天之本，水谷气血之海，饮食通过脾的转运，化为精微物质，才可为人体所用，脾虚四肢百骸失养，则乏力困倦，唾液多、苔腻均为脾气虚之表现。辨证：脾气虚。治法：补气培元。

处方：四君子汤化裁。太子参 15 克，茯苓 10 克，炒白术 10 克，陈皮 10 克，生白芍 6 克，炙甘草 5 克，当归 6 克，炒谷芽 15 克，焦神曲 6 克，竹茹 10 克，麦冬 10 克，柴胡 5 克，生黄芪 10 克，山茱萸 10 克，大枣 3 枚，薄荷（后下）5

克。上方取 15 剂，每日 1 剂，水煎服。

二诊：患者下肢乏力好转，大便 2～3 日 1 行，睡眠可，查舌苔薄腻，脉缓；测空腹血糖为 15.4 mmol/L，前方有效，效不更方，继续补气培元，继服前方 15 剂。

三诊：患者乏力好转，仍困倦，有饥饿感，二便调，睡眠可，前方有效，继服前方，生黄芪改为 15 克，加枸杞子 10 克，取 20 剂，每日 1 剂，水煎服。

［方和谦. 中国现代百名中医临床家丛书·方和谦 [M]. 北京：中国中医药出版社，2008.］

【评析】 本案从脾论治乏力困倦为主之消渴。四君子汤出自《太平惠民和剂局方》，此为治疗气虚的总方，加陈皮名为五味异功散。四君子汤主在补气健脾，强健中焦。此患者以乏力困倦为主症，脾气虚弱是病因所在。方中加黄芪、当归、生白芍益气养血和血，炒谷芽、焦神曲和胃防滋腻。方和谦此方还寓有补中益气汤之意。患者病程较长，元气亏虚，故治以补气培元，从培补后天之本入手，加强脾之运化功能，继而改善全身症状。一般治疗糖尿病分上、中、下三消，针对肺燥、胃热、肾虚立法，方和谦认为在治疗糖尿病时，补肾不如补脾。《周慎斋医书》中谓："先天之气赖后天以助之，后天之气赖先天以资之。"

【按语】 此案方和谦抓住脾气虚的主症，采用健脾补气培元，取得了较好的疗效，其辨证施治思维独特，值得学习。

6. 丁甘仁水火既济法治疗糖尿病三消并见案

病案 1

尹左，诊脉左三部弦数，右三部滑数，太溪细弱，趺阳濡数。症见饮食不充肌肤，神疲乏力，虚里穴动，自汗盗汗，头晕眼花。皆由阴液亏耗，不能涵木，肝阳上僭，心神不得安宁，虚阳逼津液而外泄则多汗，消灼胃阴则消谷。头面烘热，汗后畏冷，营虚失于内守，卫虚失于外护故也。脉数不减，颇虑延成消证。姑拟养肺阴以柔肝木，清胃阴而守心神，俾得阴平阳秘，水升火降，方能渐入佳境。

处方：生地黄四钱，茯神三钱，沙苑子三钱，川贝母二钱，浮小麦四钱，生白芍一钱五分，左牡蛎（先煎）四钱，熟女贞子三钱，天花粉三钱，肥玉竹三钱，龙骨（先煎）三钱，冬虫夏草二钱，五味子三分。

二诊：心为君主之官，肝为将军之官，曲运劳乎心，谋虑劳乎肝，心肝之阴既伤，心肝之阳上亢，消灼胃阴，胃热炽盛，饮食入胃，不生津液，既不能灌溉于五脏，又不能输运于筋骨，是以饮食如常，足膝软弱。汗为心之液，心阳逼津液而外泄则多汗；阴不敛阳，阳升于上则头部眩晕，面部烘热，且又心悸。胃之大络名虚里，虚里穴动，胃虚故也。脉象左三部弦数，右三部滑数，太溪细弱，趺阳濡数，唇红舌光，微有苔意，一派阴液亏耗、虚火上炎之象，此所谓独阳不生，独阴不长也。必须地气上升，天气始得下降。今拟滋养肺阴，以柔肝木，蒸腾肾气，而安心神。务使阴阳协和，庶成既济之象。处方：北沙参三钱，茯神三钱，五味子三分，肥玉竹三钱，天冬、麦冬各二钱、左牡蛎（先煎）四钱，生白芍二钱，川贝母二钱，生地黄四钱，龙骨（先煎）三钱，沙苑子三钱，制黄精三钱，浮小麦四钱，金匮肾气丸（包煎）四钱。

三诊：饮食入胃，不生津液，始不为肌肤，继不为筋骨，书谓食亦见症，已著前章矣。阴液亏来，肝阳上僭，水不制火，火不归宅。养肺阴以柔肝木，回而安心之剂。尚觉合度。诊脉数较和，细数依然，仍等原意出入，纯阴平和，水火既济，则入胃之饮食，自能生化精微，灌溉于五脏，洒陈于六腑。第是羌延已久，断非能克日奏功也。照前方去金匮肾气丸、五味子、制黄精，加怀山药三钱、盐水炒杜仲三钱、上桂心（后下）四分。

［苏礼.丁甘仁医案 [M]. 北京：人民卫生出版社，2007.］

【评析】 消渴病以阴虚为本，燥热为标，病机主要在于阴津亏损，燥热偏盛，阴虚则阳亢，虚阳逼迫津液而外泄则多汗，汗为血之余，多汗则耗气伤津。胃为水谷之海，主腐熟水谷，脾为后天之本，主运化，为胃行津液。脾胃受燥热所伤，胃火炽盛，脾阴不足，则口渴多饮，多食善饥；脾气虚则不能传输水谷精微，后者不能润养肌肉，故形体日渐消瘦，久而神疲乏力。头面烘热，汗后畏冷，营虚失于内守，卫虚失于外护故也。脉数不减，延成消渴之证。丁甘仁在初诊中以大队养阴药物针对阴虚之症，然在二诊中继以加入肾气丸以求就其根本，不避辛热，使得阴阳互生。到三诊时，丁甘仁虑其病程久延，伤及脾胃肾，故在养阴润燥大法的基础上，去除辛热之肾气丸及收涩之五味子，加入性味平和健脾及少量补肾之品。以该患者三次就诊经历来看，丁甘仁始终以养阴润燥为基本治法，并且在病程的不同阶段，审证求因，辨证施治，充分体现了中医的整体观念。

病案2

邱左，上消多渴，下消多溲，上消属肺，下消属肾。肺肾阴伤，胃火内炽，治火无益。宜壮水之主，以制阳光。

处方： 生地黄四钱，生甘草八分，川贝母二钱，粉牡丹皮一钱五分，川石斛三钱，天花粉三钱，肥知母一钱五分，生白芍二钱，麦冬三钱，炙乌梅四分，活芦根（去节）一尺，青皮甘蔗（劈开入煎）三两。

【评析】 丁甘仁此方有五汁玉泉丸之意。《东医宝鉴·杂病篇》所载五汁玉泉丸：黄连、干葛、天花粉、知母、麦冬（去心）、人参、五味子、生地黄汁、莲子、乌梅、当归、甘草各等份，加入乳汁、牛乳汁、甘蔗汁、梨汁、藕汁五种液体。主治上消证，病机为肺热阴津亏，气阴两伤。此处生地黄滋补肾阴，《景岳全书·三消干渴》云："凡治消之法，最当先辨虚实。若察其脉证，果为实火，致耗津液者，但去其火则津液自生，而消渴自止。若由真水不足，则悉属阴虚。无论上、中、下，急宜治肾，必使阴气渐充，精血渐复，则病必自愈。若但知清火，则阴无以生，而日见消败，益以困矣。"方中必有补肾阴之品，以充盈肾水，以制阳光。丁甘仁认为通常上消在肺，肺气焦满，水源告竭，咽燥烦渴，饮水不休，肺火炽盛，阴液消亡，宜大剂清润之中佐以化痰之品，盖火盛则痰燥，其消烁之力，痰为之助也。方中石斛、天花粉、知母、麦冬养阴生津清热；贝母不仅清热润肺，且能化痰止咳。痰去则孤火无援。这体现丁甘仁治上消注重生津化痰之法。白芍养阴敛肝，乌梅，味酸涩性平，亦治虚热消渴；此二者合甘草则酸甘化阴。芦根清热生津利尿，用于热病烦渴；且能辅助清肺热而祛痰排脓、清胃热而生津止呕。甘蔗被古代医家列为补益之品，味甘性寒，归肺胃经，具有清热解毒、生津止渴、滋阴润燥之功效，丁甘仁常用之治疗中消之胃热。消渴病是一种病及多个脏腑的疾病，久则影响气血的正常运行，且阴虚内热，耗伤津液，亦使血行不畅而致血脉瘀滞。故消渴病日久入络，血脉瘀滞。故方中加入牡丹皮，其性寒味苦辛，功擅清热凉血行瘀，防止血脉瘀阻，此处兼可清透阴分伏热，如《本草纲目》所载"治血中伏火，除烦热"。数药共奏壮水制火之效。

丁甘仁认为：治消渴，总以养阴润燥、凉血清火为主，探其虚实，平和阴阳斯为得法也。丁甘仁治疗消渴病，以《伤寒论》《金匮要略》方论为主，并结合金元以来各家之长，辨证精当，处方有则。在病机上，谨遵张仲景胃热肾虚之理论。在治法上，丁甘仁分三消论治，根据经验列举分治三消之常用药物，并结合上消、中消、下消的不同病证特点，分别予以生津化痰、润燥化痰、培补真阴之法。总结其治疗消渴病之大法以养肾阴润肺燥、清心火凉心血为主，兼顾和胃、平肝等方面，对后世颇有影响。此外，丁甘仁有云："三消为水火失济，偏胜用事，阴液消烁干枯，久而不愈，必发痈疽外症。"

7. 汪逢春健脾滋肾，清热除湿法治疗消渴案

许左，48岁。1月16日初诊。

刻下症见：形瘦，面黄，口渴，舌体发木，夜间小溲频数，两腿酸软，病乃消渴，由浅入深，以《金匮要略》法加味：潞党参五钱，枳壳一钱，白术三钱同炒，全瓜蒌五钱，炒白米三钱，焦麦芽四钱，南沙参三钱，滑石（包煎）五钱，陈莱菔缨（包煎）一两，丝瓜络三钱，肥玉竹三钱，瞿麦穗三钱，肥知母（盐水炒）五钱。猪胰子二个，用料酒洗净，煎汤代水。

1月28日二诊：药后小溲渐爽，渴饮不已；昨夜咳嗽颇剧，两耳鸣响，舌苔黄厚，口味作苦，两脉细数。消渴重症，治之非易，拟再以前法加味。潞党参五钱，枳壳一钱，白术三钱同炒，全瓜蒌一两，瞿麦穗三钱，川贝母（去心）三钱，南沙参三钱，鲜枇杷叶（包煎）三钱，冬瓜子、冬瓜皮各五钱，苦杏仁（去皮尖）三钱，肥玉竹（盐水炒）三钱，滑石（包煎）五钱，陈莱菔缨（包煎）三钱，新会陈皮一钱，赤茯苓皮四钱，丝瓜络三钱，嫩桑枝五钱。猪胰两个，用料酒洗净，煎汤代水。

［汪逢春.泊庐医案[M].北京：人民卫生出版社，2008.］

【评析】　汪逢春对消渴证的诊治有独到的见解，本案治疗以健脾滋肾为主，兼以清热除湿。糖尿病属中医消渴病范畴，糖尿病是胰岛功能障碍引发的疾病，尽管猪胰子煎汤后其胰岛素是否还有活性待考，但这种认识已着实前进了一大步。中医对消渴病的认识，是逐步完善的过程，不但发展了其理论，而且融入了现代科学的一些新知。

8. 邓铁涛滋阴益肾，健脾益气法治疗糖尿病三消并见案

陈某，男，44 岁。2000 年 10 月入院。

病史：患者自诉多饮、多食易饥、多尿半年，空腹血糖高达 17.0 mmol/L，常服格列齐特、盐酸二甲双胍片等药物，多饮多尿症状稍好转，但多食易饥未能改善，空腹血糖降至 11.0 mmol/L。后未能进一步改善，遂要求服用中药治疗。刻下症见：精神倦怠，形体消瘦，腰膝酸软，大便溏薄，舌边有齿痕、苔薄白，脉细缓。西医诊断为 2 型糖尿病。中医诊断为消渴，辨证属脾胃气阴两伤。方用邓氏糖尿病方。

处方：熟地黄 12 克，生地黄 12 克，怀山药 90 克，黄芪 60 克，山茱萸 15 克，泽泻 10 克，云茯苓 15 克，牡丹皮 10 克，玉米须 30 克，仙鹤草 30 克。每日 2 剂，饭前 1 小时服用。嘱患者坚持糖尿病饮食。

服上药 1 周后，患者自觉脘腹饱胀，纳食减少，无易饥感，且体力渐增，大便成形。服上药 2 周后，症状基本消失，空腹血糖降至 7.05 mmol/L。再服药 2 周（改为每日 1 剂）后，血糖稳定在 5.6 mmol/L 左右。出院后在门诊以原方出入继服巩固之。追踪 3 个月，血糖稳定在正常范围内。

［温子龙.邓铁涛老中医治疗中老年消渴病的经验 [J]. 中医研究，2001（6）：42-43.］

【评析】　邓铁涛认为肾为先天之本，主藏精而寓元阴元阳。肾阴亏虚则虚火内生，上燔心肺则多饮；中灼脾胃则消谷；阴虚阳亢固摄失司，故小便量多。《石室秘录·消渴篇》曾明确指出："消渴之证，虽分上、中、下，而肾虚以致渴则无不同也。故治消之法，以治肾为主，不必问其上、中、下之消也。"

可见，消渴病以肾气阴两虚为本。《素问·阴阳应象大论》指出："年四十而阴气自半也。"阴气即肾气，含肾阴、肾阳。中老年消渴患者，肾虚真水不足是三消之本，水亏命门火衰乃下消之因。脾为后天之本，主运化，为胃行其津液。脾阴不足，胃热亢盛，则多食多饮；脾气虚，不能摄水谷精微，则小便味甘；水谷精微不能濡养肌肉，故形体消瘦。说明脾气阴亏虚与消渴病发病密切相关。因此，邓铁涛认为滋阴益肾、健脾益气乃治疗本病的关键所在，而六味地黄丸其立法以肾、肝、脾三阴并补，在此基础上加强益气之功，则能符合临床治疗之要求。

邓氏糖尿病方中熟地黄、生地黄滋肾阴，益精髓；山茱萸酸温滋肾益肝；山药、黄芪健脾益气，用量要大，有气复津还之意，共成三阴并补以补肾治本之功，亦即王冰所谓"壮水之主以制阳光"之义。茯苓、泽泻健脾利水，牡丹皮消虚热，虽然补泻并用，但以补为主。现代药理学研究证实，生地黄配熟地黄，山药配黄芪有明显降血糖作用。且山药能抑制胃排空运动及肠道推进运动，能增强小肠吸收功能，抑制血清淀粉酶的分泌。仙鹤草、玉米须降血糖作用亦早被人们公认。

总之，邓铁涛认为精宜闭藏而不宜耗散。肾精不可泄、肾火不可伐，犹如木水之根。木根不可新，水源不可竭。灌其根则叶茂、澄共源则流自清。

9. 任继学益气生津，滋阴清热法治疗糖尿病三消并见案

病案 1

韩某，女，48 岁。

病史：患者近 6 个月来，多饮、多尿、多食，形体消瘦，腰酸膝软，咽干舌燥，手足心热，时有乏力气短，畏寒肢冷，舌质红绛，舌苔黄干脉沉弦而数。诊断为消渴病，气阴两虚证。查尿糖（+ ～ +++），空腹血糖 10.5 mmol/L。治以滋阴清热，生津止渴，益气养阴。

处方：投生津止渴汤 6 剂，水煎服，并用猪胰 1 具，分 3 次生吞。

共服 20 剂，症状、体征消失，查尿糖阴性，空腹血糖 5.6 mmol/L，舌脉均正常。

嘱其服用六味地黄丸 1 个月，以巩固疗效。随访至今未见复发。

[张丰强.首批国家级名老中医效验秘方精选 [M].北京：国际文化出版公司，1996.]

【评析】 生津止渴汤用生地黄、玉竹、石斛、山药、知母滋阴清热；红花养血活血；刺蒺藜滋阴平肝；猪胰以脏补脏；附子、肉桂微微生火，使"阴得助，而生化无穷"。诸药合用，共奏滋肾生津之功。消渴病多责之肾阴虚、津亏，治宗滋阴降火之法，有有效者、有不效者。任继学之方一反常规，在大阴药中以小量肉桂、附子，生发肾气，使阴精生化无穷，故收效显著。

🍅 病案 2

杨某，男，80 岁。1992 年 4 月 20 日就诊。

主诉： 多饮、多食、多尿，消瘦 20 年。病史：患者于 20 年前患糖尿病。症见多饮、多食、多尿，形体消瘦，服用格列本脲等西药而未愈，于 13 年前，就诊于任继学。刻下症见：多饮、多食、多尿，消瘦明显，疲乏无力，理化检查血糖 20.16 mmol/L，舌质红，苔黄厚而干，舌尖有芒刺，脉象弦滑有力。诊断：消渴（阴虚燥热）。治法：滋阴清热，活络导滞。

处方： 缫丝 50 克，生地黄 50 克，知母 25 克，肉桂（后下）3 克，三棱 10 克，莪术 10 克，仙鹤草 20 克，黄精 20 克，枸杞子 20 克，天花粉 15 克，覆盆子 30 克。

患者以上方为主，服药近 1 个月后诸种症状明显好转，血糖明显下降，尿糖（±）。经调治 20 年，带病延年，未见并发症，生活自理如常人。

[任喜洁，宫晓燕，刘艳华.任继学教授治消渴用药经验拾零 [J].中国中医药现代远程教育，2004，2（1）：23-24.]

【评析】 任继学治消渴有独到之处，其立论精深、用药独特。其一，任继学经过临床观察及西医学理论证实，认为本病的病位在散膏。散膏者，相当于西医学的胰腺。任继学认为：散膏、脾肾共居中焦，为后天之本，可以散发阳气，温煦五脏六腑，为人体气化升降之轴。另外，散膏、脾胃与肺肝肾，在生理上形成了有机的统一活动，从而维系人体正常的生理功能。这一有机的活动，是指脾胃、散膏的升降、转输，肺的治节、宣降，肝的疏泄，肾的封藏、开合。又由于经络的络属关系，使上、中、下三焦相互为用，共同完成，即所谓西医学的内分泌、代谢系统。所以，消渴的病位，是以散膏为核心，涉及肝、脾、肺、胃、肾、三焦等。

其二，任继学对消渴病的治疗，更有独特之用药，每于方中重用缲丝。朱丹溪称缲丝"能泻膀胱中相火，引清气上朝于口，故能止渴"。任继学称缲丝甘温和缓，温而不燥，补而不腻，以血肉有情之身，善补精气至虚至损；以虫药善行之体，畅荣脏腑寓补于通，培元固本，益气生津，于平淡中见神奇，实为治消渴之至善妙药。任继学有温化滋胰汤，以缲丝为君药，用量可至 50 克。《本草纲目》言缲丝"煮汤治消渴"，故用缲丝煎汤代水再入他药。

其三，消渴本证，燥热伤于阴液，故任继学首选生地黄、知母相互为用。生地黄甘寒多汁，清热养阴；知母苦寒凉，下滋肾阴，上清肺火，二者合用，相辅相成。此外，燥热还可伤气（壮火食气）。气者，肾气也。肾气伤日久则阳虚，命门火衰，肝阳失助，肝肾阳虚，故而不能蒸津化液，而致津枯液涸。所以，任继学认为消渴治疗，不可单纯地养阴补液，还要适当兼顾阳虚的一面，也就是善补阴者必于阳中求之。肉桂，一可引火归元，二可阳中求阴。因此，任继学治消渴，喜于养阴药物中酌加肉桂，力求做到阴阳并举。

其四，任继学认为消渴病的治疗要注意调整机体阴阳、水火的平衡，以及脏腑、经络、气血的互相协调。消渴之证，以燥为主，缠绵难愈，病久势必阴液干，血脉失荣，脉络刚而不柔，血脉不畅，气血循行受阻，血液壅滞，转化为瘀，瘀塞经脉，营津不行，渗于脉外，为痰为饮。反之，瘀血痰饮又作为病因而犯于机体，或犯于脑脉，或犯于心脉，而成并发症，即为坏病。任继学常用三棱、莪术防治并发症，三棱长于破血中之气；莪术善于破气中之血，二者合用，破瘀散结之力更强，可治一切血瘀气结之候。但三棱、莪术毕竟为破血消伐之品，不应重剂久服，用丹参、红景天、蒲黄、三七等药更妥。

10. 关幼波补肾育阴，清胃生津法治疗糖尿病三消并见案

刘某，男，53 岁。1973 年 9 月 25 日初诊。

病史： 患者烦渴多饮，多尿，疲倦已 1 年余。自 1972 年 2 月开始，自感口渴，饮水增多，排尿频数，尿量增多，体重下降疲乏无力。1972 年 3 月 6 日住某医院检查：空腹血糖 16.65 mmol/L（300 mg/dL），尿糖（+++），诊为糖尿病。开始控制饮食，用胰岛素治疗，并服用维生素、葡醛内酯，肌内注射维生素 B$_{12}$、胎盘组织液，病情好转，改用口服降糖药物，住院 1 年多，于 1973 年 7月 7 日出院，空腹血糖 9.44 ～ 12.77 mmol/L（170 ～ 230 mg/dL），尿糖（+ ～++）。1973 年 9 月 25 日来我院门诊。刻下症见：口干思饮，尿多，且易疲乏，饮食尚须控制，大便如常。舌红少苔，两脉弦细而滑。属肾虚阴亏，肠胃蕴热，津液灼耗，发为消渴。治宜补肾育阴，清胃生津。

处方： 生黄芪 15 克，北沙参 15 克，五味子 12 克，杭白芍 30 克，生甘草 12 克，生地黄 12 克，熟地黄 12 克，当归 10 克，乌梅 10 克，淫羊藿 15 克，葛根 10 克，玉竹 10 克，天花粉 12 克，石斛 30 克，麦冬 10 克。

以上方为主，偶有加减。口渴重时加生石膏（先煎）30 ～ 60 克。连续服用 130 余剂，并停用西药。至 1974 年 5 月，空腹血糖稳定在 5.55 ～ 6.66 mmol/L（100 ～ 120 mg/dL），尿糖（-），诸症好转。

随访至 1974 年 11 月，自觉情况良好，空腹血糖 6.1 mmol/L（110 mg/dL），尿糖（-），能坚持一般工作。

【评析】 关幼波认为消渴证大多由于过食肥甘、七情郁火，或因素体阴亏、内热由生、肾精被耗所致，日久气阴两伤，肾气不固，收摄无权，以致多饮而烦渴不解，多食反而消瘦，多尿而味甘，阴精外泄。所以在治疗时应当注意调补阴血精气，从肾论治为本，生津清热止烦渴为标，并根据上、中、下三消的不同特点而有所侧重，他在实践中摸索出一个基本方：生黄芪 30 克，淫羊藿 15 克，杭白芍 30 克，生甘草 10 克，乌梅 10 克，葛根 10 克。方中生黄芪益气，为消渴要药；甄权《药性论》说白芍能"强五脏，补肾气"，与乌梅、甘草合用酸甘化阴，以

生津液。正如贾九如所说："白芍药微苦能补阴，略酸亦能收敛……同炙甘草为酸甘相合，调补脾阴神妙良法。"乌梅生津敛阴止渴，葛根生津液除烦热而止渴，且能鼓舞胃气上行，一散一敛，使津液输布而不耗散，邪热得清而阳气升发。另选淫羊藿补命门益精气，使生黄芪得命门之助而补气力著，使白芍强五脏、补肾气作用显增。所以，补肾益气、生津敛阴为本方的特点。肺热甚阴伤重者，可选加生石膏、川黄连、石斛、天花粉、玉竹、麦冬、沙参；夜尿频数者，选加川续断、补骨脂、五味子、菟丝子、芡实、鹿角霜等；气血虚者，选加党参、黄精、当归、生地黄、熟地黄、白术、山药、何首乌、阿胶等。所以，补肾益气、生津敛阴为本方的特点。

11. 查玉明益气扶正，填精固本法治疗糖尿病三消并见案

刘某，男。

病史：患者自述 1979 年患糖尿病，当时血糖 17 mmol/L，尿糖（++）。经用胰岛素（32 U/d）治疗，症状略有缓解，但时而反复，有时出现尿酮体，停用胰岛素，改用药治疗。"三多"症状好转，血糖下降至 11.1 mmol/L，尿糖（+++）。因 1 个月前外出饮酒，病又复发。刻下症见：全身疲劳，两臂酸痛，畏寒怕冷，症状逐渐加重，出虚汗，易感冒，不思饮食，口干不甚渴，便稀腹胀，腰膝酸软，夜尿频多，面色晦黄，气弱神疲，舌质黯，苔薄，脉沉缓而细。空腹血糖 11.7 mmol/L，尿糖（++++），尿酮体（+）。中医诊断：消渴病。辨证：正气虚衰，精气被夺，阴阳两虚。治法：养阴益阳，填精固本，益气扶正，以复化源。

处方：八味地黄汤合二仙汤化裁。熟地黄 75 克，山药、茯苓、生黄芪各 25 克，山茱萸、泽泻、淫羊藿、五味子各 15 克，仙茅 10 克，炙附子、桂枝各 7.5 克。

二诊：经服上方后，胰岛素逐渐递减，症状稳定，形寒肢凉好转。仍按前方略为增减，续服 8 周时胰岛素全停。

三诊：服用上药后，全身症状改善，血糖下降至 7.2 mmol/L，尿糖（+～++）。现症见疲劳乏力，汗出易感，口干不渴，大便稀薄。辨证属气阴两虚，正气不足。改用四君子合生脉散化裁，以扶其正。处方：党参 35 克，茯苓、麦冬、

黄精、生黄芪各 25 克，白术、五味子、菟丝子、鸡内金、苍术各 15 克，甘草 10 克。与前方交替服用。

治疗 12 周后，复查血糖 6.9 mmol/L。诸症明显好转，体力逐渐恢复，肢痛消失，形寒肢凉改善，二便正常。经随访一直工作，按期复查血糖，基本控制，尚属稳定。

［查玉明．糖尿病辨证分型论治初步总结（附 67 例疗效分析）[J]. 辽宁中医杂志，1983（9）：17–18.］

【评析】 本例糖尿病脾失升降，便稀腹胀；肾虚精亏，则腰膝酸乏，臂痛肢冷；正虚卫外不固，则汗出易感；中气虚则食少纳呆；肾气虚摄纳无权，则尿频多。患者病久迁延，脾肾两损，生化乏源，气血亏虚，则腰膝酸软，疲劳乏力。治宜填精固本、扶正益阳之法。查玉明选用八味地黄汤合二仙汤化裁，本方养阴益阳、填精固本、益气扶正。选方精妙，故疗效可靠。

12. 程益春健脾益气生津法治疗三消并见案

张某，女，50 岁。

病史： 患者因口渴，小便量多，全身疲乏，身体渐消瘦就诊。刻下症见：多饮、多尿、乏力倦怠，舌淡苔白腻，脉虚弱。化验：空腹血糖 12.77 mmol/L，尿糖（＋＋＋＋）。西医诊断：糖尿病。中医辨证：气虚湿阻，津液不化。治法：健脾益气生津。以升陷汤加减。

处方： 生黄芪 30 克，升麻 6 克，柴胡 6 克，知母 15 克，桔梗 9 克，天花粉 30 克，苍术 15 克，山药 30 克，黄连 6 克。水煎服，每日 1 剂。

服药 10 剂。自觉全身症状减轻，连服四十余剂后，临床症状消失，空腹血糖 5.99 mmol/L，尿糖（－）。

［程益春．升陷汤治疗糖尿病 40 例临床分析 [J]. 山东中医杂志，1981（1）：38–39.］

【评析】 升陷汤出自清末名医张锡纯《医学衷中参西录》，原方治疗胸中大气下陷，气短不足以息。程益春报道以升陷汤加减治疗糖尿病 40 例，显效 11

例，有效 27 例，总有效率 95%。并指出加味升陷汤适用于气阴两虚型糖尿病。方中黄芪补益脾肺之气，柴胡升少阳之气，升麻升阳明之气，共助黄芪升举下陷之阳气；桔梗载药上行，知母、天花粉滋阴清热，生津止渴。诸药合用，健脾益气，滋阴生津，对糖尿病中后期气阴两虚症状明显的患者具有一定疗效。

13. 吕仁和泻热解毒通腹法治疗糖尿病三消并见兼便秘案

张某，男，62 岁。1991 年 8 月 21 日初诊。

病史：1990 年 7 月无明显诱因出现多饮、多尿，在北京某医院查空腹血糖 1.4 mmol/L，尿糖（++），诊为糖尿病。予饮食控制及日服格列齐特 160 mg/d 治疗症状有所缓解，空腹血糖降至 8.9 mmol/L，尿糖（+）。近 1 个月因出差过度疲劳，饮食未严格控制。多饮、多尿症状加重。格列齐特加至 320 mg/d，症状无缓解，故来本院诊治。刻下症见：口渴多饮，日饮水约 3500 mL，尿频量多，夜尿 3 ~ 4 次，主食每日 300 克，仍有饥饿感。大便干结，3 ~ 5 日 1 次，呈球状，舌红，苔黄。患者身高 168 cm，体重 62 千克，血压 150/100 mmH 克。实验室检查：空腹血糖 14.6 mmol/L，餐后 2 小时血糖 18.2 mmol/L，24 小时尿糖定量 18.54 mmol/L，糖化血红蛋白 14.8%，血胆胆固 6.1 mmol/L，三酰甘油 35 mmol/L，高密度脂蛋白 90.78 mmol/L，心电图、胸透检查未见异常。西医诊断：2 型糖尿病。

处方：生石膏（先煎）30 克，寒水石（先煎）30 克，知母 10 克，天花粉 30 克，生地黄 30 克，玄参 20 克，葛根 10 克，枳实 10 克，生大黄（后下）8 克，玉竹 30 克，甘草 6 克。每日 1 剂，水煎分 2 次服。原格列齐特继服。

二诊：上方服药 5 剂，口渴减，大便通畅，无饥饿感。舌苔白，脉沉弦。仍宗上方减寒水石、生大黄，加黄精 30 克，太子参 15 克。

三诊：继服 2 周，三多症状基本消失，空腹血糖 10.1 mmol/L，尿糖（++），格列齐特改为 240 mg/d，仍宗上方加泽泻 10 克，何首乌 15 克。

四诊：继服 1 个月。患者自述无明显不适。复查：空腹血糖 7.4 mmol/L，餐后 2 小时血糖 10.7 mmol/L，24 小时尿糖定量 9.9 mmol/L，糖化血红蛋白 9.6%，血胆固醇 4.7 mmo/L，三酰甘油 2.1 mmol/L，高密度脂蛋白 1.5 mmol/L。病情好转。继服止消通脉饮，以巩固疗效。

［高彦彬. 中国糖尿病医案选 [M]. 哈尔滨：黑龙江科学技术出版社，1993.］

【评析】 本案患者，口渴多饮，日饮水约 3500 mL，尿频量多，夜尿 3 ～ 4 次，主食每日 300 克，有饥饿感，大便干结，每 3 ～ 5 日 1 次，呈球状，舌红苔黄，辨证属于燥热伤阴。燥热伤阴，劳损更助其阴伤正气，当直折邪热，扶助阴津，虚实兼顾。处方生石膏、寒水石、枳实、生大黄泻热解毒，通腑泻下，知母、天花粉、生地黄、玄参、葛根、玉竹、甘草清热生津止渴。《本经逢原》："寒水石，治心肾积热之上药，《神农本草经》治腹中积聚，咸能软坚也；身热皮中如火烧，咸能降火也。《金匮要略》风引汤，《太平惠民和剂局方》紫雪，皆用以治有余之邪热也。"石膏药性大寒，善清气分实热，故适用于肺胃实热的证候，常与知母相须为用，以增强清里热的作用。本方用药准确，疗效确切。

14. 陈亦人化瘀法治疗糖尿病三消并见案

🍅 病案 1

郑某，男，64 岁。1996 年 1 月 28 日初诊。

病史：患者确诊为糖尿病 4 年余。4 年来，一直口服西医降糖药，但尿糖仍未能控制。近来，小便排出不利，又被西医诊为前列腺增生，服药乏效，而来求诊。刻下症见：口干喜饮，饥饿多食，小便量多排出困难、分叉，舌红少津，舌边背部有瘀斑，苔黄糙，脉沉。查尿糖（++），血糖 8.9 mmol/L（160 mg/dL）。证属瘀血内积，肺热盛。治拟化瘀消积，补肺清热。投桂枝茯苓丸加减。

处方：云茯苓 15 克，桃仁泥 10 克，粉牡丹皮 10 克，嫩桂枝 3 克，川黄柏 6 克，重楼 15 克，生黄芪 15 克，肥知母 10 克，炙紫菀 15 克，生大黄 3 克。水煎服，14 剂。

4 月 1 日复诊：药后大便稀，小便分叉略有改善，苔脉如前，仍守原法，原方去大黄，加山药 10 克，生地黄 15 克，水煎服。共服 35 剂，其间有耳鸣，故加入天麻、枸杞子、牡蛎（先煎）等，并嘱逐渐减西处方量。

5 月 27 日复诊：近来发现皮肤脱屑颇多，足底大块脱皮，此皮下微循环障碍所致，改用化瘀通阳之法。处方：金银花 15 克，蒲公英 15 克，杭白芍 15 克，生甘草 6 克，茺蔚子 10 克，马鞭草 10 克，凌霄花 10 克，桃仁泥 10 克，葛根 10 克，生地黄 15 克，黄芪 6 克。水煎服。

此方共服 28 剂，其间停服西药，血糖恢复正常，诸症消失。6 月 24 日来诊，已连续复查血糖均在正常范围，药尽求诊。据证嘱其再服上方 7 剂，以巩固疗效。

🌸 病案 2

王某，男，56 岁。1987 年 7 月初诊。

病史：患者有糖尿病十余年，屡治乏效，特从老家赶来就诊。刻下症见：口干而渴，饮水不止，小便量多，色黄，多食易饥，形体中等，舌红津，薄而黄，脉沉。证属阴津亏虚，瘀血停滞。治拟酸甘益阴，升清化瘀。

处方：生地黄 30 克，天花粉 20 克，杭白芍 15 克，生甘草 6 克，乌梅 6 克，潞党参 12 克，粉葛根 15 克，五灵脂（包煎）10 克，草红花 10 克。水煎服，每日 1 剂。

1991 年 11 月 19 日其子来诊告知，患者连服上方三十余剂，诸症消失，尿糖、血糖均恢复正常，遂告痊愈。其子今年亦患糖尿病，屡进滋阴生津、清热之品未效，自己改服上方三十余剂，血糖降低，尿糖由（++++）减为（+++），今特来诊。刻下症见：口渴喜饮，易饥尿多，双小腿发酸，舌红少苔，脉沉。上方加二妙散化裁：去天花粉、乌梅、党参，加炒苍术 6 克，炒川黄柏 6 克，忍冬藤 15 克，川木瓜 10 克，桃仁 10 克，水煎服。1992 年 5 月 2 日，其子因诊他病告知，上方服二十余剂后病愈。

［陈子华 . 古今名医临证金鉴 [M]. 北京：中国中医药出版社，1999.］

【评析】 以上 2 案在诊治过程中，均重视活血化瘀，但患者的不同情况，配伍不同，各有侧重。病案 1 病程较久，且伴有前列腺增生，舌质有瘀斑等瘀血见症，故初诊以桂枝茯苓丸活血化瘀。药进三十余剂，诸症改善，但又见皮肤脱屑、足下脱皮之象，故改用化瘀通阳之法。由于该方活血通阳而不具燥性，寓通于滋，活血解毒，是以药服效佳，终收全功。病案 2 则有口而渴、舌红少津、苔黄等一派燥热之象，故以酸甘益阴，升清化瘀之法处方用药。连进三十余剂诸症消失，遂告愈。可喜者，其子亦患是疾，久治乏效，而主动服用三十余剂，亦有效验，可见上方对糖尿病效果的普遍适应性。但其子与其父病情又略有不同，因其子体质较壮，病机偏下，以下焦湿热为著，故去天花粉、乌梅、党参，转以主攻下焦湿热。加入二妙散，以清利下焦湿热之结，且苍术转脾之机颇效，足以抵党参之功。药进二十余剂，终获痊愈。如上可知，糖尿病并非皆属燥热，治疗亦非单纯滋阴降火，瘀血为患亦属常见。故治疗该病应在辨证论治的前提下，增入化瘀之品，若瘀血指征明显时，主用活血化瘀，此法不仅对本病有良好疗效，而且对心脑血管及其系统的并发症，均有较好的防治作用。

15. 刘弼臣健脾除湿法治疗糖尿病三消并见并发水肿案

黄某，女，5岁。1962年12月20日初诊。

病史：平素食少口渴，小便经常浑浊。2年前身体水肿，至今仍然未除，颜面按之仍有凹陷，曾在某儿童医院检查为糖尿病，治之不效。刻下症见：苔色白，脉象沉细。脾虚不振，中气不足，不能运化水之精气，以致水湿上泛则面肿，湿浊下趋则变浑。经云"中气不足，则溲便为之变"，治当健脾调中，以制水湿。

处方：党参10克，黄芪10克，白术10克，炙甘草3克，猪苓、茯苓各10克，白扁豆10克，山药10克，薏苡仁10克，焦三仙各12克，煨姜2片，大枣3枚。补中益气丸10粒，早晚各1次。

二诊：药后小便已清，精神食欲俱佳，无口渴、多尿及消谷善饥之象，唯颜面尚有微浮，脉舌如常，脾虚水湿不运，再拟补土制水治之。处方：党参10克，黄芪10克，白术10克，茯苓10克，薏苡仁10克，泽泻6克，陈皮3克，半夏5克，麦芽10克，生姜皮1克。另：补中益气丸10粒，早晚各1粒。

［高彦彬. 古今糖尿病医论医案选[M]. 北京：人民军医出版社，2005.］

【评析】　此案是消渴并发水肿的典型病例，其原因主要由于饮食厚味，损伤脾胃，运化失职，酿成内热，蕴结化燥，消谷耗津，发为消渴，因为病久土虚，不能制水，故消渴未已，又发水肿，可见小儿消渴的形成，与脾胃有密切的关系。

一般治疗：上消以清热润肺，生津止渴为基本原则；中消以清胃养阴为基本原则；下消以滋阴补肾为基本原则。但是，此案病机在脾不运水，故用补土制水之剂，迭进二十余剂而愈，数年疾患，月内消除，实亦出乎意料。

【按语】 小儿发生糖尿病者比较少见，但随着今人饮食结构、生活习惯的改变，患病率也有所提高。本病初诊要与 1 型糖尿病相鉴别，从预后来看因治疗及时并用药得当，患者得到了有效的治疗，否则后果难以想象。

16. 赵锡武益气养阴，三焦兼顾法治疗糖尿病三消并见案

🍅 病案 1

那某，男，52 岁。1980 年 1 月 12 日初诊。

主诉： 口渴多饮，多食多尿伴消瘦 1 年半。患者于 1978 年 6 月 15 日开始，无明显诱因出现口渴多饮，多食多尿，日渐消瘦，经检查血糖、尿糖，确诊为糖尿病。虽服优降糖等，但常因饮食不节，心情不愉快而加重。近日尚口渴甚，饮水多，主食控制在每日 350 克，大便干，尿多，气短无力，时有心悸，舌黯红，苔薄白脉虚无力。查空腹血糖 10.11 mmol/L，尿糖定性（+++）。西医诊断：糖尿病（2 型）。中医辨证：肾阴亏虚，不足以润肺养心，而生内热，久而气虚。治宜滋补肾阴，清胃生津，清心养阴，佐以补气。

处方： 生地黄 24 克，麦冬 16 克，当归 6 克，天花粉 18 克，葛根 10 克，生石膏（先煎）24 克，知母 6 克，甘草 3 克，党参 30 克，五味子 3 克，黄芪 30 克，茯苓 10 克，水煎服，每日 1 剂，停用西药。

上方服 14 剂，诸症好转，再加玄参 12 克，黄连 6 克，继服 50 剂，诸症消失，血糖、尿糖正常。

［魏庆兴．赵锡武诊治消渴的经验 [J]．中医杂志，1992（1）：14-15.］

🍅 病案 2

张某，男，49 岁。

病史： 1971 年发现糖尿病，查空腹血糖 12.99 mmol/L，尿糖（+++）。刻下

症见：多食，多尿，口干口渴，乏力，苔薄白，脉细数。中医辨证：阴虚热盛，气阴两虚。治法：滋阴清热，益气生津。

处方： 生石膏（先煎）18克，熟地黄45克，当归15克，菟丝子10克，党参20克，玄参12克，枸杞子15克，天冬、麦冬各6克，川黄连6克，乌梅12克，泽泻12克，天花粉12克，红参9克。每日1剂，水煎服。

共服三十余剂，上述症状消失，血糖降至8.7 mmol/L，连用药4个月无任何自觉症状，复查血糖为7.6 mmol/L，尿糖（±）。为巩固疗效，制成片剂继服。

［毛德西．消渴病中医防治 [M]．北京：中医古籍出版社，1988．]

【评析】 上述2案是著名中医专家赵锡武教授治疗消渴病的案例，赵锡武生前对糖尿病的治疗有丰富经验，他认为上中下三消，"其治虽异，其终则同"。主张分期治疗，早期当以养阴清热泻火为主，肺胃兼治；中期当养阴益气；末期则应针对阴阳俱虚证调补阴阳。另外，赵锡武认为本病虽有上、中、下三消之分，肺热、胃热、肾虚之别，但临床上往往三焦俱病，不易划清，此时治疗应三焦兼顾三消同治。一般对于中晚期患者常用下方：生地黄、熟地黄各30克，天冬、麦冬各12克，党参30克，当归9克，山茱萸12克，菟丝子11克，玄参12克，黄芪30克，茯苓12克，泽泻12克。若阳明热甚口渴者加白虎汤、川黄连以清胃泻火；阳虚者加用金匮肾气汤，桂附可用至各10克；腹胀加大腹皮；腹泻者增加茯苓、泽泻用量，去生地黄，熟地黄减量；兼见高血压者加杜仲、牛膝；兼有冠心病者加瓜蒌、薤白、半夏。病案1证属肾气阴两虚，肺胃热盛，故选用生脉散加黄芪益气养阴，增液汤滋阴增液，石膏、知母清泄肺胃之热，葛根、天花粉生津止渴，诸药合用益气养阴，清热生津。病案2脉证合参，证属气阴两虚，热盛伤津，系中晚期患者，故于常用方加入红参、生石膏、乌梅、天花粉、枸杞子、黄连等味，意在增强益气养阴清热之力。方中红参、党参益气生津；玄参、天冬、麦冬、天花粉、乌梅滋阴生津；生石膏、黄连清热；熟地黄、当归、枸杞子滋肾益精养血；菟丝子甘淡平，既补气，又养阴，是一味气阴双补的平和药物。根据现代药理学研究，本方大多数药物都具有降血糖作用，既符合中医辨证用药的原则，又与西医辨病治疗相符，故验之临床，每获良效。

17. 李玉奇清热养阴法治疗糖尿病三消并见案

🍅 **病案 1**

徐某，女，48 岁。1988 年 6 月 4 日初诊。

主诉： 患者多食易饥，口渴多尿 3 年。口渴引饮，日饮水量约 5000 mL，食欲亢进，尿频量多，大便时干，虚烦少寐。经市某医院检查诊为糖尿病，先后住院经中西药治疗，效果不显。近半年来觉口渴加重，双膝无力。刻下症见：形体消瘦，面黄无华，舌质红绛少苔，脉沉细而数。血糖 10.88 mmol/L（194 mg%），尿糖（+++），证系病久肺胃热盛而肾阴亦虚，治以养阴清热。

处方： 槐花 40 克，苦参 20 克，胡黄连 15 克，黄芪 25 克，知母 20 克，葛根、天花粉各 15 克，白术、山药、百合各 20 克，五味子 10 克，枸杞子 25 克。

服上药 6 剂则多食口渴引饮症状减轻，仍自汗出，双膝无力，尿频量多，按上方加牡蛎（先煎）25 克。3 剂后，自觉诸症减轻，仍时有失眠、多梦，按上方加远志 15 克。服三十余剂后，日饮水量及进食等基本恢复正常，虽时有饥饿欲食感但可以控制。口干微渴、尿稍频，舌质红苔白，脉弦细。此属肺胃之热已清，津液损伤未复。嘱按前方去槐花、苦参，连服 12 剂则除口干、膝软、时有失眠外，诸症悉除。尿糖（-），更方用六味地黄汤加养阴安神之剂以巩固疗效。

［王垂杰. 名老中医李玉奇治疗糖尿病的经验 [J]. 辽宁中医杂志，1989（2）：1-2.］

【评析】 李玉奇认为糖尿病当属肺、胃、脾、肾四脏俱病。早期主要病在肺胃，中晚期则累及脾肾。其病机关键在于阳热亢盛，阴液耗损。本案患者上中下三消具备，证属肺胃热盛而肾阴亦虚治以清热养阴。方用槐花清热凉血，坚肾水而使津液存；辅以胡黄连、苦参清热凉血以助槐花之力，且胡黄连兼具益阴之力；天花粉、葛根除烦渴、生津，清肺胃血热，养肺胃之阴；知母清脾泻火润燥，滋肾水；黄芪益气止渴；白术、山药健脾益胃，山药还可补脾肺肾；五味子、枸杞子滋补肾阴；百合润肺安神，补土清金。诸药同用，使肺胃热清，津液来复，诸症向愈。

🍅 **病案 2**

张某，男，47 岁。1987 年 9 月 10 日初诊。

病史：患者 1 年前无明显诱因出现口干渴多饮，日饮水量约 4000 mL，多食易饥，饮食量倍增，尿频而量多，日尿量约 3500 mL。空腹血糖为 11.76 mmol/L（210 mg%），尿糖（++++），经某医院诊为糖尿病。口服多种中西药，病情时轻时重，近 2 个月来自觉症状加重，身体逐渐消瘦，周身乏力，大便干燥。刻下症见：面色无华，形体较瘦，舌质红绛，苔黄少津，脉沉细数。四诊合参，证系肺胃热盛，阴液耗伤，治以清胃泻火养阴。

处方：槐花 40 克，黄连 10 克，滑石（先煎）、天花粉各 20 克，葛根 15 克，胡黄连、苦参各 20 克，黄柏 15 克，知母、白术各 25 克，山药 20 克，甘草 15 克。

服 6 剂，则食欲亢进、烦渴等症明显减轻，嘱其按前方继用 6 剂。药后，多食、多饮、多尿症大减，周身困乏亦明显好转。此乃肺胃之热大减而阴液未复，仍按上方去滑石、黄连，加石斛 15 克。连服二十余剂后，多食善饥、口渴喜饮、尿频诸症基本消失，自觉体力倍增，唯感口干，舌红苔白，少津，尿糖（±），肺胃之热已除，阴液渐复，予健脾养阴和胃之剂以巩固疗效。

［王垂杰. 名老中医李玉奇治疗糖尿病的经验 [J]. 辽宁中医杂志，1989（2）：1-2.］

【评析】 糖尿病初期病在肺胃，常由于素体阴虚，或劳欲过度，损耗阴精，导致阴虚火旺，上蒸肺胃而形成。随着病情的发展，由阴虚而致阳热亢盛，使阴液耗损，由肺胃影响脾肾二脏，故治疗上以清热养阴为主。本案患者多食易饥，口干渴多饮，尿频量多，三消证悉备，证属肺胃热盛，阴液耗伤，以清胃泻火养阴为治。取自拟基本方。方中槐花性寒，清热凉血，意在清血中蕴热以存津液；辅胡黄连、苦参以助槐花清热凉血之力；天花粉、葛根清热生津，除烦止渴，不仅能清肺胃之热，尚有养肺胃之阴的作用；知母、黄柏上清肺金而滋阴，下泻肾经相火而坚阴；佐白术、山药健脾益胃，补肺益精，既润中土，又滋肺肾，同时其甘温之性又可制诸药苦寒之弊。诸药相伍，可使中焦血热得清而断消谷烁津之薪，上焦肺金得肃而津液可布，下焦肾中虚火得除，而水液下行有度，则消渴诸症自除。随证加减，终获良效。

18. 张珍玉补肾益气法治疗糖尿病三消并见案

王某，女，60岁。

病史：自诉3年前患糖尿病，化验示尿糖（+++），血糖9.99 mmol/L（180 mg/%）。渴饮不止，每日能喝3暖瓶（6.8 L）水，食量大且易饥，小便亦多。身体较胖，自觉周身乏力，动则气短，且足跟部有一痛肿已半年。诊其脉滑数，舌无苔而红干，即处方都气丸加黄芪方。

服10剂后，病情大减，效不更方，继服10剂，"三多"症已不明显，脚跟痛肿已消退过半，唯时有口干，不饮水亦可支持，尿糖化验正常，但血糖仍偏高。嘱将原方用量各加倍配成水丸剂服用，每日服2次，每次服9克以巩固疗效。后因血压高来就诊，询及前病自云无明显症状。化验多次尿糖虽无，但血糖略偏高。

【评析】　消渴一证，古人就其证分为上、中、下三消，以饮多病在肺为上消，食多病在胃为中消，尿多病在肾为下消，故以"三多"而定名。《临证指南医案》曾云："三消一证，虽有上中下之分，其实不越阴亏阳亢，津枯热淫而已。"《医贯》亦曾云："治消之法，无分上、中、下，当先治肾为急。"余多年体验，故说符合临床实际。盖肾为水脏，若真水不竭，则无渴饮之患。五脏之津液皆本于肾，肾阴虚则阳旺，故渴饮不止而消谷善饥，肾为胃之关，关门不利，故渴饮而小便多也。加之肾阴亏虚，无力制火，火旺则煎熬脏腑，火因水竭而益烈，水因火盛而益干，故饮多而不济渴，故名消渴。张珍玉用都气丸变汤剂加黄芪，治疗本证，无论新久每获良效。其中之六味地黄汤，治肝肾之不足，真阴亏损，精血枯竭，消渴淋沥等证。五味子之咸酸，而长于保肺气，滋肾水，收心气，生津止渴，合六味地黄汤不但加强滋补肝肾之阴，且能制其火旺，从而津生渴止。加黄芪促其生发之性，故能补气升阳，温运阳气以生血，助气化水，气化则生，颇合都气之意，故余运用此方以治消渴，效果满意。

19. 祝谌予辨证分型治疗糖尿病三消并见案

朱某，男，52岁。1973年10月27日初诊。

病史：患者近几年善饥能食，1972年体检发现糖尿病。1973年以来体重下降，疲乏无力，口渴思饮，一日约喝水5000 mL，多尿，泡沫甚多，饮食控制在每日400克左右，时感饥饿，后背瘙痒，易生疖疮，空腹血糖13.4 mmol/L，尿糖（++++），血压130/90 mmHg，舌质偏红，脉缓。证属气阴两伤，肺胃火炽，拟益气养阴清热为治。

处方：生黄芪、山药、苍术、玄参、石斛各15克，太子参、天花粉各30克，生地黄、熟地黄各15克，天冬、麦冬各10克，枸杞子12克，知母、黄柏、乌梅、芡实各10克。水煎服，每日1剂。

二诊：上方服10剂，诸症均减，口不太干，饮水减少，只觉腿软无力。唇色黯，舌胖苔白，脉缓。前方去石斛、乌梅、枸杞子、知母、黄柏，加五味子10克，十大功劳叶12克。

三诊：服上方后疲乏好转，"三消"症状全减，但仍控制饮食。原方再服10剂。

四诊：患者连服汤药30剂。诸症明显好转，空腹尿糖阴性。患者素喜饮酒，一次能饮白酒1.5千克，自发现糖尿病后即戒酒不饮，近日诸症大减，尿糖转为阴性，放松注意，饮酒0.5千克，次日空腹尿糖（++），口干思饮，大便溏，苔白，脉滑。处方：生黄芪、苍术、玄参、太子参各15克，山药12克，天冬、麦冬各10克，生地黄、熟地黄各15克，五味子10克，金樱子6克，肉桂（后下）3克。

五诊：上方服10剂，尿糖转为阴性，空腹血糖6.2 mmol/L，"三消"症状消失，改服丸药（即上方加4倍量，研末，山药打糊为丸，如梧桐子大），每饭后服6克，患者服丸药1料后，血糖、尿糖均正常，病情稳定。

［祝谌予. 对糖尿病的治疗体会 [J]. 新医药学杂志，1976（5）：36-37.］

【评析】 祝谌予治疗糖尿病十分强调辨证论治。1982年祝谌予通过长期大量糖尿病患者的治疗观察，提出了糖尿病中医辨证分型指标及治疗方案，将糖尿病临床分7个证型论治。①阴虚型。治法：滋阴生津，兼予活血。主方：北沙参、麦冬、枸杞子、当归、川楝子各10克，丹参30克，生地黄、熟地黄各15克。②阴虚火旺型。治法：滋阴降火，兼予活血。主方同上，随证加清热药。③气阴两虚型。治法：益气养阴，兼予活血。主方：生黄芪、玄参、丹参、生牡蛎各30克，山药、党参、麦冬、五味子各10克，苍术、生地黄、熟地黄、葛根、茯苓各15克。④气阴两虚火旺型。治法：益气养阴降火，兼予活血。主方同上，随证加清热药。⑤阴阳两虚型。治法：温阳育阴，兼予活血。主方：桂枝、山药、山茱萸、牡丹皮、泽泻各10克，生地黄、熟地黄、茯苓、葛根各15克，制附子5克。⑥阴阳两虚火旺型。治法：温阳育阴降火，兼予活血。主方同上，加知母、黄柏各10克。⑦瘀血型。治法：活血行气为主，兼予治本。主方：木香、当归、川芎各10克，益母草、丹参各30克，赤芍、葛根、生地黄、熟地黄各15克。在上述分型论治基础上结合脏腑辨证，随证加减如下：①肾阴虚。遗精加知母、黄柏各10克；足后跟痛加青黛5克，木瓜10克；小便淋沥不尽加生白果10克。②肝阴虚，眼睛干涩，视物模糊，加决明子、菊花、青葙子各10克；胁肋疼痛加茜草、泽兰各10克，痛甚加延胡索、郁金各10克。③心阴虚，失眠健忘加女贞子10克，首乌藤20克，多梦加白薇10克；心悸加菖蒲、远志各10克。④肺阴虚。渴饮加天花粉、海蛤粉各30克。⑤胃阴虚。口中少津加玉竹15克；不思食加乌梅、鸡内金各10克。⑥肝火旺。加柴胡10克，龙胆草6克。⑦心火旺。加黄连6克，黄芩5克，连翘30克；若口舌生疮加生蒲黄10克，升麻5克，蒲公英30克。⑧肺热盛。加桑白皮15克，海蛤粉30克，黄芩10克。⑨胃火旺。加生石膏10克，知母10克；若牙龈肿痛、出血加大小蓟、生蒲黄各10克；消谷善饥加玉竹15克，并加大生地黄、熟地黄量（可增至各30克）。⑩心气虚。见脉结代者加桂枝10克。⑪肺气虚。加大黄芪量，可用至50～60克。脾气虚。便溏加白术10克，生薏苡仁30克。⑫肾阳虚。阳痿加淫羊藿15克，阳起石30克；腰冷加肉桂3克；小便淋沥不尽、夜尿多加生白果、补骨脂各10克。⑬脾阳虚。便溏、大便有不消化食物并次数增多加赤石脂、禹余粮各15克。⑭心阴虚。心悸、脉结代，桂枝可加至20克，合并糖尿病肾病出现蛋白尿者加白花蛇舌草、黄芪、续断；合并视网膜病变，眼底出血加大小蓟、三七粉；合并高血压者加夏枯草、紫石英或三石汤（生石膏、石决明、代赭石）；合并脑血管病，气滞血瘀者用血府逐瘀汤加减，气虚血瘀者用补阳还五汤加减；合并周围神经炎加用四藤一仙汤；合并阳痿者加仙茅、淫羊藿、阳起石、蜈蚣；合并皮肤感染者加五味消毒饮或温清饮；合并肝炎加茵陈、蒲公英、土茯苓；出现黄疸加茵陈、黄芩；肝脾肿大加合欢皮、刺蒺藜等。基本方由增液汤、生脉散合玉锁丹，加苍术配玄参、生黄芪配山药组成。

20世纪70年代祝谌予在整理糖尿病临床资料时发现大多数患者都有舌黯红，或舌有瘀斑等血瘀的征象，因此，很有创见性地将活血化瘀法运用于糖尿病的治疗，从而为糖尿病及慢性病变的防治开辟了新径。糖尿病患者阴虚火旺，煎熬津液，引起血液黏滑，运行不畅而致瘀，即所谓"阴虚血滞"。气为血帅，血为气母，阴血亏虚，气无所附，导致气虚。气虚运血无力而致瘀，即所谓"气虚浊留"。且糖尿病病势缠绵难愈，久病也会造成血脉不通。因此，在治疗中，除清热、滋阴、生津以求其本之外，还应注意活血化瘀。即使血瘀症状不明显，也应"疏其气血，令其条达"。活血降糖方乃祝谌予自拟方，本方在清热、滋阴、生津基础上，选用丹参、葛根、赤芍、当归等养血活血之品，以防温燥伤阴，而达水增舟行的目的。

【按语】 本病案深刻爪住了患者气阴两伤、肺胃火炽的复杂病机特点，益气阴同时兼以清热泻火，因此取得了较好的治疗效果。

20. 乔保钧益气生津，滋阴清热法治糖尿病三消并见案

任某，女，54岁。1985年6月19日初诊。

病史：患者1984年12月出现口渴喜饮，尿量增多某医院查尿糖（++），诊为糖尿病。经洛阳某医院中药治疗症状虽有改善，但血、尿糖始终变化不大。现乏力神疲，多汗，肢体酸软，手足心热，口干欲饮，食量中等，小便量多，大便正常。查：尿糖（++++），空腹血糖11.49 mmol/L（207 mg/dL）。舌质红，苔薄黄，六脉弦数无力。证因肾阴亏虚，虚热内炽，耗气伤津所致。治当滋肾益气，养阴清热，生津止渴。

处方：党参10克，麦冬15克，生石膏（先煎）30克，知母15克，天花粉

10克，山药15克，黄精10克，玄参13克，山茱萸15克，乌梅9克，黄柏10克，蒸何首乌15克，地骨皮9克，墨旱莲30克。

上方服5剂，口渴减轻，空腹血糖降至7.38 mmol/L（133 mg/dL），加枸杞子、阿胶、鸡子黄等，又进三十余剂，口渴消失，血糖降至5.13 mmol/L（92.5 mg/dL），尿糖定性亦转阴。唯觉下肢沉困，尿少色黄，大便清。查舌红，苔薄黄，脉沉微。继以益气清热，健脾补肾为治。处方：生黄芪30克，白术10克，山药15克，山茱萸10克，黄精15克，黄连9克，阿胶（烊化兑服）9克，枸杞子15克，墨旱莲30克，鸡子黄3个，黑豆1把。上方为主，稍加减出入，又进三十余剂，三消症状皆除，体重增加2.5千克，全身较前有力，小便较前清亮，血糖降至4.99 mmol/L（90 mg/dL），尿糖转阴。嘱其注意饮食调理，继服"消三多"丸巩固疗效。

【评析】　基于糖尿病本虚标实的病理特点，治疗必须标本兼顾。根据这一原则自拟的"消三多"方，一方面选用大队清热润燥，生津养阴之品治其标；另一方面始终注重滋肾水、益真元以治其本，获效颇多。乔保钧认为糖尿病有上、中、下三消之分，同时病程有长短，体质有差异。因此，具体应用"消三多"方时，不能拘泥刻板，一成不变，而应因人制宜，随证加减。①偏于上消者，肺胃燥热所致，证以口干咽燥、渴而多饮为主，脉细数或弦数，舌质红少苔或无苔。基本方中可选加百合15克，乌梅10克，生地黄15克，玉竹15克，石斛15克，玄参15克。②偏于中消者，乃胃火内炽、津亏肠燥所致，证以多食易饥、口渴喜饮、大便燥结或便闭不通为主，舌红少津，苔黄燥，脉沉实有力。基本方中生石膏可重用至50克，知母用至30克，另加大黄7克，生地黄15克；当大便由干变软，舌苔由厚变薄、由黄变白时，生石膏、知母、黄连、大黄等应及时减量或停用，以防过服苦寒，损脾伤胃之弊。③偏于下消者，病由肝肾阴虚所致，证以尿频尿多、浑浊如脂膏、腰膝酸软、头昏耳鸣为主，脉细数，两尺无力，舌质嫩红或黯红，少苔或镜面舌。基本方去生石膏、黄连知母，重用山药至30克，另可酌情选加龟甲30克，枸杞子15克，五倍子10克，覆盆子13克，山茱萸15克，熟地黄15克，生牡蛎15克，墨旱莲30克。④三消症状缓解、病情相对稳定期，当以滋肾养肝，益气健脾为主。去生石膏、黄连、知母、地骨皮，加生黄芪30克，白术 10 克，鸡内金 15 克，山茱萸 15 克，枸杞子 15 克，墨旱莲 30 克。"消三多"方旨在标本兼顾，经临床验证，效果较为满意，曾以本方为主系统观察 50 例，显效 23 例，有效 21 例，无效 6 例，总有效率达 88%。

21. 邱祖萍育阴温阳法治疗糖尿病三消并见案

🍅 病案 1

张某，男，62 岁。1984 年 1 月 15 日初诊。

病史：患者烦渴多饮、多尿、消谷善饥已 2 年余。西医诊为糖尿病，用苯乙双胍、胰岛素治疗，病情未能满意控制。近 1 年来又屡服滋阴清热生津之中药，亦仅取效于一时。今春以来，因劳累过度，病情加重，头目昏眩，腰脊酸软，多饮多尿，日夜无度。诊其形体羸瘦，活质偏红，苔白，脉沉细偏数。空腹血糖 17.8 mmol/L，尿糖（++++）。中医辨证：患者系老年，肾气已虚，三消俱备，肾元亏虚，固摄无权。治宜温阳滋肾，方以金匮肾气丸加味。

处方：熟附子 10 克，上肉桂（后下）3 克，怀山药 24 克，生地黄、熟地黄各 12 克，山茱萸、淫羊藿各 15 克，玄参 24 克，绵黄芪 30 克，苍术、生鸡内金、建泽泻各 10 克。水煎服，每日 1 剂。

3 月 28 日复诊：上方服药 10 剂后，烦渴、多饮、多尿明显减轻，头晕腰酸亦有好转。复查：空腹血糖 10.6 mmol/L，尿糖（+），舌脉如前，效不更方，原方再进 20 剂，诸症基本消失，空腹血糖降至 6.2 mmol/L，尿糖（−），嘱改服六味地黄丸固本善后，共服药 8 个月。随访 4 年，病情稳定。

🍅 病案 2

王某，男，65 岁。1985 年 10 月 6 日初诊。

病史：患者因烦渴多饮、多尿、消谷善饥，时自汗出 8 月余，经当地医诊治无效而转本院诊治。诊见形体消瘦，舌质胖嫩微红，苔黄，脉滑偏数。检查：空腹血糖 20.2 mmol/L、尿糖（++++），尿酮体阴性。中医辨证：脾肾两虚，兼有郁热。治法：温肾健脾。方以金匮肾气丸加减。

处方： 淡附片 10 克，上肉桂（后下）3 克，淫羊藿 15 克，熟地黄 12 克，怀山药 20 克，山茱萸 12 克，绵黄芪 30 克，制苍术 10 克，玄参 15 克，肥知母 10 克，云茯苓 12 克，生鸡内金 20 克，建泽泻 10 克。水煎服，每日 1 剂。

10 月 25 日二诊： 自诉自汗已止，口渴诸症亦有好转。空腹血糖 10.2 mmol/L，尿糖阴性。舌质淡，脉沉细。宗原方去知母，加太子参 30 克，续服 10 剂。

10 月 8 日三诊： 患者已无明显自觉症状，空腹血糖在正常范围，尿糖阴性。继以金匮肾气丸固本治疗，随访半年病情平稳。

［邱祖萍. 糖尿病从温肾论治的临证体会 [J]. 江苏中医，1988（10）：18–19.］

【评析】 以上 2 例中医辨证均系肾阴阳两虚，故选用金匮肾气丸加减，育阴温阳而获效。温肾治消渴源于张仲景，后世医家对金匮肾气丸治消渴阐述颇多。如赵献可在《医贯》中说："治消之法，无分上中下，先治肾为急……以八味肾气丸引火归元，使火在釜底，水火既济，气上熏蒸，肺受湿气而渴疾愈矣。"喻嘉言称八味丸为治消渴之圣药。至今温肾治消渴仍指导着临床实践。金匮肾气丸中以干地黄滋阴补肾为主，辅以山茱萸、山药补益肝脾精血，并以少量的附子、桂枝温阳暖肾，意在微微生火，"犹如釜底加薪，使下焦肾中之火，蒸其水之精气于上焦，若肺金清肃，如云开雨降，则水精四布，五经并行"，渴疾自除。正如张景岳所说："善补阳者，必于阴中求阳，则阳得阴助而生化无穷。"经过长期大量的临床实践，肾气丸治疗糖尿病确有疗效。实验研究表明，八味地黄丸能改善高血糖，增强实验动物的糖耐量，提高肾阳虚患者血浆高密度脂蛋白的浓度，说明八味地黄丸对降糖和调脂均有一定的作用。尽管金匮肾气丸治疗糖尿病有效，但笔者认为临床应用时还要辨证论治，本药主要适用于肾气阴两虚或肾阴阳两虚或脾肾阳虚的糖尿病患者，对于阴虚燥热，阴虚火旺，肺胃热盛，二阳结滞的糖尿病患者不适合使用。

22. 李孔定灵活辨证治疗糖尿病三消并见案

🍅 **病案 1**

李某，女，48 岁。1991 年 11 月 13 日初诊。

病史：患者 8 个月前始感头晕，乏力，口渴，善食易饥，曾住院治疗 2 个月未见好转。近 1 个月来病情加重，口渴而饮水量多，小便多而浑浊，大便秘结。舌黯红、苔薄黄少津，脉滑数。查空腹血糖 14.3 mmol/L（258 mg/dL），血压 160/110 mmHg。诊为糖尿病。证属中焦湿热，气阴两伤。治以清热燥湿，益气养阴。

处方：地骨皮 30 克，丹参 30 克，玉竹 30 克，天花粉 30 克，苍术 30 克，怀山药 30 克，知母 30 克，黄柏 30 克，红参 10 克。水煎服，2 日 1 剂，连服 10 剂，远房帏，慎饮食，畅情志，适劳逸。

12 月 2 日二诊：药后诸症明显好转，复查空腹血糖 5.3 mmol/L（96 mg/dL），属原方常服，以巩固疗效。

🍅 病案 2

夏某，男，62 岁。1991 年 7 月 9 日初诊。

病史：患者 2 年前觉口微渴，饮水增多，未引起注意。2 个月后口渴加重，饮食增多，小便多而浑浊，身体日渐消瘦。查空腹血糖 16.8 mmol/L（302 mg/dL），尿糖（＋＋＋＋）。诊为糖尿病。曾服消渴丸、优降糖、D860 等，血糖时升时降。近 2 个月来食少乏味小便次多量少，口渴欲饮，饮水量不多，倦怠乏力，气短懒言，四肢不温，酸痛麻木，下肢微肿，五心烦热，便溏，每日 2 ～ 3 次。舌淡红苔薄白，脉沉细。7 月 5 日查空腹血糖 14.6 mmol/L（263 mg/d），尿糖（＋＋）。证属阴阳气虚，兼瘀夹湿。治以温阳益气，滋阴热，活血燥湿。

处方：红参 10 克，北五味子 6 克，淫羊藿 15 克，泽泻 15 克，葫芦 30 克，地骨皮 30 克，丹参 30 克，玉竹 30 克，怀山药 30 克，天花粉 30 克，枸杞子 30 克，木瓜 30 克。10 剂，水煎服，2 日 1 剂。制饮食，调畅情志，注意活动。

二诊：药后诸症好转，唯轻度口干，下肢仍酸痛麻木，原方常服。

【评析】 糖尿病以多饮、多食、多尿、形体消瘦为主要特征。李孔定认为，本病是多种病因聚合而成，易伴发其他病证，就一般而言，阴虚内燥，气虚血瘀为其病理特点，故其始则为"消渴"实证，其变则属"虚损"范畴。李孔定指出，本病的病因与饮食不节、情志失调、劳伤过度等诸多因素有关。嗜食肥甘则脾胃蕴热，情志失调则肝火内炽，劳伤过度则肾阴虚损。以上诸因均可形成上灼肺津，中耗胃液，下劫肾阴之变，最终形成阴虚内燥、气虚血瘀的基本病理改变。胃热肺燥则多食渴饮；肾虚津液不摄则多尿、尿甜、消瘦；气虚血瘀既久，三焦失其决渎，脾气失其运化，内湿因之而生。此时，则见口渴不显、食欲不佳、小便短少、大便稀溏或燥结诸症。故强调认识本病应掌握五个要点：一是明确本病是多种病因聚合而成的综合病证；二是本病初期多以阴津亏损为本，肺胃燥热为标，两者互为因果，互相影响；三是"热甚则食气"，故初起即见气虚之证，并由气虚不运而产生夹瘀夹湿；四是本病中后期由于阴损气耗，多为气阴两伤及阴阳俱虚的病理改变；五是多兼瘀滞之症，气虚不运，致血行不畅而留瘀，而津液亏损亦可失润成瘀，两者即所谓"因虚致瘀"，阴虚燥热，可灼血成瘀，此所谓"因实致瘀"也。本病至血瘀阶段，常为气受血阻不能输布水津，或加重消渴，或津滞为湿。故后期易出现多种因脉络瘀阻所致的夹瘀夹湿诸症。李孔定将本病分为四型论治，活血燥湿之药，则根据不同情况随证加入。

①中焦湿热，气阴耗伤。用清热燥湿，益气养阴法。证见消谷善饥，口渴喜饮，小便短赤，大便秘结，舌红、苔黄厚或薄腻，脉滑数。治以清热燥湿，益气养阴，使湿热分消，气阴得滋。处方：地骨皮 50 ～ 100 克，僵蚕 30 克，丹参 30 克，玉竹 30 克，天花粉 30 克，怀山药 30 克，苍术 30 克，黄柏 30 克，知母 30 克，红参 10 克。②热甚津伤，气虚血瘀。用清热泻火，益气生津法。证见身热心烦，大饥大渴，小便频数，气息促急，舌红、苔薄黄燥，脉滑大而数。治以清热泻火，益气生津法，使火热去而气津不耗。处方：地骨皮 50 克，石膏 50 克，玉竹 30 克，天花粉 30 克，红参 10 克，僵蚕 10 克，丹参 30 克，怀山药 30 克，知母 30 克，玄参 30 克。③气阴两虚，燥热血瘀。用益气养阴，清热化瘀法。证见食少尿多，渴欲饮水，气息短促，语音低微，倦怠乏力，五心烦热，舌黯红、无苔，脉沉细数。此型多见于糖尿病中后期，治以益气养阴，清热化瘀，使气阴复，虚热去，瘀滞行。处方：红参 10 克，山茱萸 15 克，玉竹 30 克，黄精 30 克，枸杞子 30 克，丹参 30 克，天花粉 30 克，僵蚕 30 克，地骨皮 50 克。④阴阳气虚，兼瘀夹湿。治以扶正固本，活血利水。本型多见于后期患者，其临床表现多见食少、乏味，

小便次多、量少，口渴欲饮，饮量不多倦怠乏力，气短懒言，形寒怕冷，面白无华，五心烦热，自汗盗汗，四肢不温、酸楚麻木，面浮肢肿，便溏或燥结。舌淡胖、苔薄白或花剥，脉沉细或细数无力。治以扶正固本，活血利水，使阳复本固，气阴得滋，瘀散水去。处方：红参10克，淫羊藿15克，泽泻15克，五味子6克，葫芦巴30克，地骨皮30克，丹参30克，益母草30克，玉竹30克，怀山药30克，枸杞子30克，天花粉30克。

除药物治疗外，李孔定尤其重视患者的饮食控制，主张减滋味忌肥甘，食以清淡，不可过饱；并推崇巢元方提出的导引和散步是治疗消渴的"良药"，主张患者选择散步、健身跑、练太极拳等中等强度的耐力型体育活动，并保持积极乐观的情绪。

小结

《王旭高医案》言消渴"乃一水不能胜五火，火气熏灼，而成三消，上渴、中饥、下则溲多，形体消削，身常怕热"。可见三消并见的主要表现为糖尿病患者的"三多一少"症状。

三消并见在临床中十分多见，但三消并见的患者表现各有差异，侧重不同，在治疗中应根据患者的主症和兼症判断上中下三消以何侧重，以及主要病位居于何处，病机如何，病势的轻重缓急程度，患者的整体状态，而不应局限于清热、益气、养阴的三消基本方法，除此常规治法外，在名中医治疗糖尿病三消并见案中可见到诸位名中医以健脾滋肾清热除湿法、益气扶正填精固本法、泻热解毒通腹法、化瘀法及健脾除湿法等多种治法治疗糖尿病三消，由此可见在临证中不应拘泥常法，应在掌握常法的基础上根据实际情况具体辨证，随证加减，灵活变通，如此才可抓住疾病本质，收获良效。此外，在辨析病情中应借鉴现代医学的先进技术，在治疗上应充分认识到中西医用药的理论思想，并发挥其各自优势，例如现代实验验证玉液汤、仙鹤草、玉米须及生地黄配熟地黄可显著降低血糖，山药能抑制胃排空运动及肠道推进运动，能增强小肠吸收功能，抑制血清淀粉酶的分泌等，在实际应用中值得借鉴，衷中参西，终以稳定病情、治愈疾病为目标。

第六章
名中医治疗糖尿病肾病案

1. 概述

　　糖尿病肾病又称为肾小球硬化症，是糖尿病特有的严重的微血管并发症，也是糖尿病患者的主要死亡原因之一。糖尿病肾病发生率随糖尿病类型不同而不同，病程 10 年以上的 1 型糖尿病发生率为 40% ～ 50%，2 型糖尿病发生率约为 20%。

　　目前，糖尿病肾病在终末期肾衰竭中占首位，约占 36.39%。糖尿病患者一旦发生肾损害，出现持续性蛋白尿，则肾功能持续性减退直至终末期肾衰竭，至今尚无有效的措施阻止其发生与发展。中医学认为，本病多为肾之阴阳亏虚，蒸腾气化不利，水湿内阻，气血津发生代谢障碍，发为水肿。

2. 祝谌予治疗糖尿病肾病案

　　庞某，女，51 岁。1992 年 5 月 15 日初诊。

　　病史：患糖尿病 15 年，高血压 5 年，蛋白尿伴双下肢水肿 3 年。患病以来因未系统治疗，血、尿糖控制不满意。1989 年因急性左心衰伴双下肢水肿住院，尿蛋白（++++），确诊为糖尿病肾病。自 1991 年 8 月始，因反复感染诱发心力衰竭、脑梗死，先后 3 次住院，予多种西药治疗，血糖极不稳定，波动在 63 ～ 216 mg%，曾发生过 3 次低血糖昏迷。因低蛋白血症，虽每周输白蛋白 20 ～ 40 克，亦未能纠正。刻下症见：面色苍白，全身水肿，乏力神疲，右半身不遂，口干思饮，食欲极差，畏寒肢冷，尿频便溏。舌淡黯、舌下络脉瘀张，脉细弱。尿糖（++++），尿蛋白（++++）。辨证属阴阳两虚，瘀血阻络，水湿泛滥。

处方：降糖对药方。重用生黄芪 50 克，加山药、川续断、枸杞子、桂枝、茯苓、益母草、鸡血藤等。

服药四十余剂，血糖稳定于 92 ～ 126 mg%，尿蛋白（++），体力增加，纳食好转，未再输白蛋白。以上方加减连续服 8 个月，1993 年 2 月述疗效显著，食欲极佳，体力恢复，可在室内活动，一直未发生心力衰竭。近查血糖 81 mg%，尿素氮 75 mg%，肌酐 2.1 mg%，尿蛋白（±）。目前除全身水肿外，其余症状均不明显，乃易以防己黄芪汤合桂附地黄汤加车前草、墨旱莲、金钱草、石韦再服 1 月，水肿明显消退。1993 年 6 月随访，血糖 108 mg%，尿素氮 50 mg%，肌酐 2 mg%，白蛋白 3.4 g%，尿糖（+），尿蛋白（± ～ +），病情稳定。

［董振华，季元. 祝谌予治疗糖尿病慢性并发症的经验 [J]. 中医杂志，1997（1）：12-14.］

【评析】 祝谌予治疗本病的早期病变，均以降糖对药方为主，蛋白尿重用生黄芪 50 克，再加山药、益母草、白茅根、白花蛇舌草等；镜下血尿常加生荷叶、生侧柏叶、生艾叶、生地榆；尿少水肿加车前草、墨旱莲、金钱草、石韦；血压高加牛膝、桑寄生、夏枯草、黄芩、钩藤或用杞菊地黄汤加味。晚期病变治疗较为困难，一般对水肿明显者常用防己黄芪汤合六味地黄丸或桂附地黄汤加减以温补脾肾、利水消肿；贫血严重、面白乏力常用参芪四物汤加制何首乌、女贞子、桑葚、枸杞子、白术、仙鹤草益气养血，补肾生精。对血肌酐、尿素氮增高，浊毒上逆而呕恶进食，口臭苔厚腻者，常用香砂六君子汤加菖蒲、佩兰、竹茹、旋覆花、代赭石等和胃降逆，芳香化浊。

祝谌予综合古今文献、结合长期大量病例观察，糖尿病肾病的病机特点可以概括如下。①发病之初，阴虚为本，涉及肝肾。消渴病之本在于阴虚，病情迁延，肾阴亏损，阴损耗气而致肾气虚损，固摄无权，而见尿频尿多，尿浊而甜。肝肾同源，精血互生，肾脏亏损，肝阴亦虚，肝肾阴虚，精血不能上承于目而致两目干涩，视物模糊；阴虚火旺，灼伤目之血络则见眼底出血；肾阴亏虚，水不涵木，肝阳上亢则见眩晕耳鸣；肝肾阴虚，筋脉失养，瘀血阻络，则见肢体麻木疼痛。②病变后期，阴损及阳，伤及心脾，脾肾阳虚，水湿滞留，泛溢肌肤，则面足水肿，畏寒肢冷。病变晚期，肾阳衰败，肾用失司，水湿泛滥，浊毒内停，变证蜂起。浊毒上犯，胃失和降，则恶心呕吐，食欲不振；脾肾衰败，浊毒内停，精血化生无源则见面色萎黄，唇甲舌淡等，血虚之候；若水湿浊毒上凌心肺，则见心悸气短胸闷喘息不能平卧，少尿，全身水肿等危重证候。③气虚血瘀，贯穿始终。祝谌予认为本病的中医病机较为复杂，早期病变多为气阴两伤，瘀血阻络，肾失封藏；日久则脾肾俱损，阴阳两虚，夹有瘀血和水湿滞留，泛溢肌肤。若进一步发展可成为肾阳衰败、浊毒内停耗伤气血，或寒饮不化、上凌心肺之危象。

3. 程益春治疗糖尿病肾病案

🍅 病案 1

蒋某，男，62 岁。

病史：患者患糖尿病 15 年，久治不愈。近 2 年来水肿反复出现，加重 1 个月。刻下症见：遍身水肿，尿量减少，伴有恶心呕吐，纳少便溏，倦怠乏力，畏寒，脘腹闷胀。舌质淡胖，苔白滑，脉沉弱。查：空腹血糖 15 mmol/L，血红蛋白 70 g/L，BUN 26.8 mmol/L，尿糖（++++），尿蛋白（+++），血压 150/100 mmHg。心电图正常。诊断：糖尿病肾病，慢性肾衰（尿毒症期）。中医辨证：脾肾阳虚，湿阻中焦。治法：健脾温肾，利水消肿，佐以和胃降逆。

处方：实脾饮加减。黄芪 30 克，党参 15 克，白术 12 克，茯苓 15 克，猪苓 15 克，熟附子 9 克，肉桂（后下）6 克，木香 9 克，砂仁（后下）9 克，清半夏 9 克，陈皮 9 克，车前子（包煎）9 克。每日 1 剂，水煎分 2 次服。

服上药 10 剂后，恶心呕吐减轻，食欲增加，水肿减轻。宗上方加丹参 15 克，继服 30 剂，诸症基本消失。查：空腹血糖 11.2 mmol/L，血红蛋白 100 g/L，BUN 16.1 mmol/L，尿糖（++ ~ +++），尿蛋白（++），血压 90/75 mmHg。2 个月后随访病情稳定。

[程益春.糖尿病肾病的治疗体会 [J].山东中医杂志，1986（4）：16.]

【评析】 糖尿病患者常见的肾脏损害包括：糖尿病性肾小球硬化、肾动脉粥样硬化症、肾小动脉硬化症、肾盂肾炎、坏死性乳头炎、造影剂性肾病、膀胱收缩不良、尿路感染等。糖尿病肾病晚期，出现肾功能衰竭、贫血、代谢性酸中毒及其他血管并发症。通过临床观察及按照中医理论分析，糖尿病肾病发展到此阶段，基本病机为肾阳衰败，浊毒内停，五脏受损，气血阴阳俱虚。基本治法为益气养血，调和阴阳，和胃降浊。常用方药为：生黄芪、当归、陈皮、半夏、猪苓、竹茹、酒大黄、枳实、厚朴等。水肿明显者可合用五皮饮；水邪上凌心肺，咳喘不得平卧者，可合用葶苈大枣泻肺汤加桑白皮、泽兰、车前子、益母草等；合并腰膝酸软、肢体麻木者加狗脊、木瓜、牛膝；严重的贫血或低蛋白血症者，中药一时难以纠正，适当输入鲜血或人血白蛋白是十分必要的，有严重性心力衰竭中药不能控制者，可应用快速洋地黄制剂。

🍅 病案 2

刘某，男，60 岁。

病史： 患者患糖尿病 10 年，近 3 个月出现头晕头痛，耳鸣，心烦失眠，腰膝酸软，心前区疼痛，下肢灼痛，口舌干燥。舌质红少苔，脉细数。实验室检查：空腹血糖 14 mmol/L，血红蛋白 100 g/L，BUN 12.5 mmol/L，胆固醇 9.1 mmol/L，尿糖（+++），尿蛋白（++），血压 170/100 mmHg。诊断为糖尿病肾病，高血压性心脏病。中医辨证为：肝肾阴虚，虚阳上扰。治以滋阴潜阳，镇惊安神。方以杞菊地黄汤加减。

处方： 枸杞子 12 克，菊花 10 克，生地黄 30 克，山茱萸 12 克，五味子 9 克，山药 15 克，桑寄生 15 克，石决明（先煎）30 克，钩藤（后下）30 克，泽泻 9 克，知母 12 克，天花粉 9 克，牡丹皮 15 克，丹参 15 克。

上方连服 30 剂，头晕头痛、心前区疼痛均明显减轻。上方加天麻 9 克。又服 30 剂后，临床症状明显减弱。查空腹血糖 11.2 mmol/L，血红蛋白 110 g/L，BUN 8.93 mmol/L，胆固醇 7.8 mmol/L，尿糖（+++），尿蛋白（+）。

［程益春. 糖尿病肾病的治疗体会 [J]. 山东中医杂志，1986（4）：16.］

【评析】 糖尿病性心脏病、糖尿病性脑血管病、糖尿病肾病是目前糖尿病三大主要死亡原因。在美国每年约有 4000 个糖尿病患者死于糖尿病肾病，有些透析中心因糖尿病进行血液或腹膜透析者占总透析人数的 1/4。一般认为糖尿病性肾小球硬化症为糖尿病微血管病变的一部分，其发病机制包括遗传和代谢两方面，但更多的临床和实验研究证明代谢紊乱所致的慢性高血糖，是引起糖尿病微血管病变的主要原因。新的研究证明多元醇通道活性增高也是糖尿病肾病发病的重要原因。消渴病日久出现的水肿、尿浊等一系列病理变化命名为消渴病肾病，更能明确病位，阐明病机，指导治疗。肾本藏精，开窍于耳，消渴病日久，肾阴亏虚，精血耗损，在上不能荣于脑，则耳鸣眩晕；肾水不足水不涵木，致肝阳偏亢，故见头晕头痛；肾阴不足，心火偏亢则心烦失眠。腰为肾之府，肾精不足，则腰膝酸软。精血不品，心脉瘀阻，则心失所养，而见心前区疼痛。治疗上采用杞菊地黄丸滋补肝肾，加天麻、钩藤、石决明平肝潜阳，天花粉、知母、牡丹皮清热生津，丹参活血通脉。诸药相合滋补肝肾，平肝潜阳，使诸症缓解。

病案 3

王某，女，65 岁。

病史： 患者因多饮、多尿 10 年，双下肢水肿 2 年于 1991 年 2 月 1 日入院。刻下症见：腰酸乏力，纳少，便干，面色白，颜面及双下肢水肿，头晕，视物不清，双下肢麻木。舌胖黯苔白，脉沉细。查空腹血糖 20.9 mmol/L，尿糖（++++），尿蛋白（++），24 小时尿蛋白定量 4.9 克，Scr 136 μmol/L，BUN 9.2 mmol/L。眼底检查：双眼糖尿病视网膜病变。ECG 示：ST-T 段改变。中医诊断：消渴病、消渴病肾病（Ⅲ期）、消渴病眼病、消渴病心病。证属脾肾气阳两虚，心脉瘀阻。西医诊断：糖尿病（2 型）、糖尿病肾病、糖尿病视网膜病变。治疗采用中西医结合治疗：①低盐优质低蛋白饮食。②皮下注射小剂量胰岛素控制血糖。③中药拟补肾健脾，益气养心，活血利水。

处方： 山茱萸、枸杞子、白术各 10 克，猪苓 30 克，太子参 15 克，麦冬、五味子、酒大黄各 10 克，丹参、益母草各 30 克，桑白皮 10 克，每日 1 剂，水煎分 2 次服。

上方服用 3 周，双下肢水肿，腰酸乏力较前减轻。但患者食欲不振，时有恶心欲吐。查：CO_2 CP 14.82 mmol/L，血 K^+、Na^+、C7 正常，考虑为代谢性酸中毒。中药宗上方减山茱萸、枸杞子，加陈皮、半夏各 10 克，黄连 3 克，服了后纳食稍增，恶心欲吐症状消除，但患者自述夜间常有憋气，有时不能平卧，ECG 示：ST-T 段改变，考虑为糖尿病性心衰所致。中药拟益气养心，滋阴固肾，肃肺利水。处方：太子参 15 克，黄精 30 克，生黄芪 30 克，麦冬 10 克，五味子 10 克，猪苓 30 克，葶苈子（包煎）30 克，大枣 7 枚，泽泻、泽兰各 15 克，陈皮 10 克，半夏 10 克，佛手 10 克。

服药近 3 周胸闷憋气、双下肢水肿消失，仍感腰酸乏力，视物较前清晰，双下肢麻木减轻。空腹血糖 7.4 mmol/L，尿糖（＋），尿蛋白（＋），Scr 129.8 μmol/L，BUN 9.35 μmol/L，CO_2 CP 20 mmol/L，电解质正常。出院门诊调治。

【评析】 糖尿病肾病是因糖尿病性肾小球硬化所导致的严重并发症。早期表现为蛋白尿或管型，继之为高血压、水肿、多尿、低蛋白血症。晚期则因氮质血症，恶化发展为慢性肾功能衰竭。按照中医病机理论分析，本病为消渴病日久，肝肾阴虚，精血亏耗。精血亏耗，不能上荣于目，则见视物模糊，不能滋养四肢筋脉则见肢体麻木。若病情进展，阴损及阳，伤及心脾，脾肾阳虚，水湿潴留，泛溢肌肤则见面足水肿；水邪上凌心肺则心悸、气短，胸闷喘憋不能平卧；肾体受损，肾用失司，浊毒内停，与湿互结，湿浊中阻，胃失和降，则恶心欲吐，食欲不振。故治疗时应根据疾病发展的不同阶段所出现的不同证候，辨证论治，随证如减。本案最初表现为脾肾气阳两虚，心脉瘀阻，故采用山茱萸、枸杞子、白术、猪苓补肾健脾，利水消肿；生脉散加丹参益气养心，活血通脉。治疗过程中出现湿浊中阻、胃失和降、恶心呕逆等证，故加用黄连温胆汤和胃降逆，清化湿浊。病变后期，水邪上凌心肺，心气虚衰，心用失司，而见胸闷憋气，不能平卧，故用生脉饮益气养心，葶苈大枣泻肺汤肃肺利水，使诸症缓解。

4. 时振声治疗糖尿病肾病案

范某，女，58 岁。

病史：患者患糖尿病十余年，近 1 年来腰痛，下肢轻度水肿，未做检查。近

1个月来水肿加重，腰背怕冷，大便偏溏，纳差恶心。于1988年11月15日求诊。检查：血糖12.21 mmol/L（220 mg/dL），尿素氮13.56 mmol/L（38 mg/dL），肌酐221 μmol/L（2.5 mg/dL），尿糖（+++），尿蛋白（++++），尿红细胞0～1/HP，尿颗粒管型0～1/HP。诊为糖尿病肾病伴肾功能不全。中医辨证：脉沉小，舌体胖大质淡润有齿痕，腰背、下肢寒凉，下肢水肿明显，纳差便溏，乃脾肾阳虚水湿内停，恶心欲呕为湿浊之邪上扰脾胃。拟温阳利水以化湿浊，方用真武汤合附子汤加味。

处方：制附子15克，党参30克，苍术10克，白术10克，干姜6克，茯苓30克，白芍15克，狗脊15克，川牛膝10克，车前子（包煎）30克，桂枝10克，砂仁（后下）10克，生地黄10克，防己30克。

服药14剂后来诊，已无恶心便溏，下肢水肿见减，仍有畏寒肢凉，脉现沉细，舌体胖大减轻，质稍黯红有齿痕，改用济生肾气汤加附子15克，肉桂（后下）10克，生地黄10克，苍术10克，白术10克，山药10克，黄芪15克，茯苓30克，泽泻15克，川牛膝10克，车前子（包煎）30克。

1989年1月17日复查，尿素氮5.32 mmol/L（14.9 mg/dL），肌酐170.6 μmol/L（1.93 mg/dL），血糖9.91 mmol/L（178.5 mg/dL），尿蛋白（+++），尿糖（++）。继续以气阴两补方剂调理之。

【评析】 本例消渴病史十余年，肾气大损，以致肾失封藏，亦失分清泌浊之能，蛋白精微物质下泄；肾病及脾，以致脾虚不能运化水湿，肾虚不能化气，所以水湿内停，湿浊内聚。水湿内停而下肢水肿，湿浊内聚上干脾胃而泛恶。水湿、湿浊皆属阴邪，阴邪弥漫，湿困脾肾，阳虚益甚，故宜温阳利水以化湿浊。真武汤合附子温补脾肾兼以利水，使脾肾阳气恢复，尿量增多，水肿减轻，湿浊亦随之下注，不再上干脾胃而呕恶自消，脾阳得振则下利自止。二诊舌质稍见转红，原有阴虚之征欲显，故改用济生肾气汤，阴阳兼顾佐以利水，终于下肢水肿全消。三诊气阴两虚征象显露，故气阴双补以善其后，复查肾功能，肌酐及尿素氮均见下降，痰浊内聚现象得以缓解。本例尚属一轻证，通过温阳利水，标本兼顾，很快即可控制病情。重证湿浊化毒，尿毒上泛而口中尿臭，呕恶不止，自当于扶正之中佐以大黄泄毒，方可使病情减轻。

小结

　　糖尿病肾病是糖尿病特有的严重的微血管并发症，也是糖尿病患者的主要死亡原因之一。中医学认为，本病多为肾之阴阳亏虚，蒸腾气化不利，水湿内阻，气血津发生代谢障碍，发为水肿。本病早期病变多为气阴两伤，瘀血阻络，肾失封藏；日久则脾肾俱损，阴阳两虚，夹有瘀血和水湿滞留，泛溢肌肤。若进一步发展可形成肾阳衰败、浊毒内停耗伤气血，或寒饮不化、上凌心肺之危象。临床病案可见阴阳两虚、瘀血阻络、水湿泛滥，方选防己黄芪汤合桂附地黄汤；证见脾肾阳虚、湿阻中焦，治以健脾温肾、利水消肿、佐以和胃降逆为法，方选实脾饮加减；证见肝肾阴虚、虚阳上扰，治以滋阴潜阳、镇惊安神，方以杞菊地黄汤加减；证见脾肾阳虚、心脉瘀阻，治以补肾健脾、益气养心、活血利水为法，脾肾两虚、湿浊瘀血互结型，宜温肾健脾、活血利湿泻浊。临床治疗时应根据疾病发展的不同阶段所出现的不同证候，辨证论治，随证加减。

第七章
名中医治疗糖尿病视网膜病变案

1. 概述

糖尿病视网膜病变属于中医之"视瞻昏渺"或"暴盲"的范畴，若发生增殖性病变，视网膜上出现新生血管，可导致玻璃体积血、纤维组织增生、视网膜剥离等严重后果。有关糖尿病眼部并发症，中国历代医书均有记载，如《儒门事亲·三消论》说："夫消渴者，多变聋盲，疮癣，痤痱之类。"《证治要诀》也说："三消久之，精血既亏，或目无所见，或手足偏废。"

目前，糖尿病视网膜病变已成为西方国家四大主要致盲疾病之一。糖尿病视网膜病变按其自然病程的发展结合临床表现一般分为单纯型和增殖型两大类。所谓单纯型，指病变局限于视网膜内，表现为视网膜微细血管瘤、视网膜出血斑、软性及硬性视网膜渗出物、视网膜动脉病变和视网膜静脉病变。增殖型则病变至少有部分向内延伸超过内界膜，表现为新生血管、纤维增殖和牵引性视网膜脱离。

中医学认为糖尿病视网膜病变的发病机制为消渴病日久，肝肾阴亏、精血亏耗，不能上承于目，而见视物模糊，甚则目盲失明。消渴病基本病机为阴虚燥热，病程迁延，燥热不除，上灼目络而致眼底出血，血色鲜红；消渴病久，阴损耗气及阳，燥热伤阴耗气，而致气阴两伤，阴阳俱虚。然而气虚运血无力，阳虚寒凝，阴虚不能载血循经畅行，燥热煎熬营血，血液黏滞，血流瘀缓，终致血瘀。另外，脾气虚弱，气不化阴，痰浊内生，上扰眼目，留着不去。若瘀血阻络，血液外溢，痰瘀互结，则见眼目出血、渗出及纤维增殖。本病祝谌予认为其病机主要是气阴两伤，肝肾阴亏，瘀阻目络。

2. 刘新蕊治疗糖尿病视网膜病变案

患者，女，58 岁。

病史： 有糖尿病病史 10 年，高血压病史 8 年，1 个月前无明显诱因右眼视物模糊逐渐加重。查视力右眼 0.15，左眼 0.6，眼前节（－），双晶体皮质浑浊。散瞳查眼底示右眼视神经盘正常，动脉呈铜丝状，静脉扩张迂曲，视网膜可见片状出血斑（+++）及棉絮状黄白色渗出（+++），黄斑中心凹反射未见；左眼视神经盘正常，动脉呈铜丝状，静脉充盈迂曲，视网膜后极部散在微动脉瘤（+），可见黄白色硬渗（+），未见出血斑。现周身乏力，少气懒言，面色晦黯，口渴喜饮，夜寐多梦，舌质黯，边有瘀斑、苔薄白，脉沉细。中医诊断：消渴病。辨证：气虚血瘀。治法：益气活血。

处方： 黄芪 30 克，山药 30 克，玄参 30 克，苍术 15 克，葛根 15 克，丹参 15 克，麦冬 15 克，三七粉（冲服）3 克。水煎服，每日 1 剂。

服 15 剂后右眼视物较前好转。查视力右眼 0.2，左眼 0.7，舌脉同前。前方加白术 10 克，继服 15 剂后，查视力右眼 0.3。左眼 0.7。散瞳查眼底示右眼视网膜出血斑（++），黄白色软渗（++），全身症状较前明显减轻，左眼同前。继服前方 30 剂后再查视力，右眼 0.4，左眼 0.9。

［刘新蕊. 益气养阴活血法治疗糖尿病视网膜病变 50 例 [J]. 实用中医药杂志，2007，23（4）：218.］

【评析】 本病的临床表现多见于视瞻昏渺、云雾移睛、暴盲等眼病的论述中。因虚致瘀、瘀血内停、目络阻滞是发生、发展过程中的重要因素。因此，治疗多用攻补兼施之法。中药黄芪补中益气；山药益气养阴、补脾肺肾；玄参清热凉血、养阴生津；麦冬养阴润肺、益胃生津；苍术燥湿健脾、祛风胜湿；葛根清热养阴生津；丹参活血祛瘀；三七散瘀止血。全方共奏益气养阴、活血通络之效。患者气虚重于阴虚者改用炙黄芪或加人参、太子参；阴虚重于气虚者加生地黄、麦冬、天花粉；出血期加血余炭、仙鹤草、藕节；视网膜渗出较多或增殖型加海藻、昆布、浙贝母。

3. 祝谌予治疗糖尿病视网膜病变案

🍅 病案 1

王某，女，53 岁。1990 年 6 月 22 日初诊。

病史：患者患糖尿病伴双眼视力下降 5 年，左眼失明 7 个月。1989 年 2 月经本院眼科确诊为糖尿病视网膜病变Ⅳ期，行氩激光治疗 3 个月。1989 年 11 月因负重物导致左眼底大出血而失明，仅有光感和可见手动。眼科检查发现左眼底有一条状出血，视神经盘呈增殖性玻璃体病变，其他部分被浑浊的玻璃体覆盖。经用卡巴克洛、芦丁等治疗半年，视力未恢复，就诊于中医。现右眼视物模糊，左眼失明，大便秘结，饮食控制，口服优降糖 2.5 mg/d，空腹血糖 152 mg%，午餐后 2 小时血糖 175 mg%。舌淡，脉弦细。眼科检查：右眼视力 0.1，左眼仅见手动；右眼底出血，颞下增殖膜伴血管，左眼底瘀青，玻璃体浑浊。

处方：降糖对药方加川芎 10 克，白芷 10 克，青葙子 10 克，谷精草 10 克，密蒙花 10 克，木贼草 10 克，决明子 30 克，牡丹皮 15 克，当归 15 克，白芍 30 克，制何首乌 15 克，女贞子 15 克。

服药 4 个月后右眼视物较前清晰，左眼复明。视力：右 0.07，左 0.04。守方加减服至 1991 年 4 月，视力进一步恢复，眼科检查双眼视力均为 0.1，眼底可见激光斑，未见出血。1991 年 8 月再诊时病情稳定，空腹血糖 113 mg%，午餐后 2 小时血糖 134 mg%，遂将原方配制水丸长服以巩固疗效，随访 5 年，未见反复。

［董振华，季元. 祝谌予治疗糖尿病慢性并发症的经验 [J]. 中医杂志，1997（1）：12-14.］

🍅 病案 2

王某，女，49 岁。1981 年 5 月 5 日初诊。

病史：患糖尿病 8 年，1981 年 4 月 27 日查空腹血糖 292 mg%，尿（+++）。伴眼底视网膜病变Ⅱ期。刻下症见：口渴喜饮，头晕乏力，心烦易怒，视物不清，周身阵阵烘热，寐中易醒，肩臂疼痛，上肢不能抬举，两手麻木，大便略干，小便量多，经水失调，舌质淡黯，苔薄黄，脉沉弱细。证属气阴两亏，肝肾不足，血脉不畅。治以益气养阴，滋补肝肾，活血通络。

处方： 活血降糖方加女贞子12克，枸杞子15克，菊花12克，青葙子10克，天花粉30克。加服西药优二甲双胍，每次2.5 mg，每日2次，服至1981年7月28日停服优二甲双胍。

上方随证加减，共服药半年，查空腹血糖115 g%，24小时尿糖（－），诸症基本消失。

活血降糖方：生黄芪30克，山药15克，苍术15克，玄参30克，当归10克，赤芍10克，白芍10克，益母草30克，丹参30克，葛根15克，生地黄、熟地黄各15克，木香10克。

［李毅．祝谌予老中医用治血化瘀法治疗糖尿病的经验[J]．北京中医学院学报，1986（5）：27－28．］

【评析】　糖尿病以气阴两虚为本，气虚血瘀或阴虚血滞则瘀阻目络，络伤血溢。肝藏血，肾藏精，肝肾同源，肝开窍于目，目得血而能视，故以益气养阴、滋补肝肾、活血止血为治法。早期病变出现视物模糊、视力下降者，祝谌予常用降糖对药方加川芎、白芷、菊花、青葙子、谷精草以益气养阴、活血化瘀、祛风明目；晚期病变由于眼底出血、视物发红甚或失明者，常加大小蓟、茜草、槐花、三七或云南白药以凉血止血、活血消瘀。祝谌予指出，治眼底出血不宜应用一派敛涩止血之药，因瘀血阻络则血不循经而外溢，瘀血不去则新血不生，故选上述辛凉散风、化瘀止血之品，有助于出血的吸收，防止机化物形成，避免再次出血。

4. 景录先治疗糖尿病视网膜病变案

李某，女，58岁。

病史： 患者患糖尿病15年，高血压，动脉硬化，脑血栓形成后遗左半身不遂1年。平日口服苯乙双胍、优降糖等药维持。1个月前因双眼视物模糊来诊。检查见双眼视网膜病变，眼底出血，右眼较重。经治疗1个月后，右眼病变继续发展直至失明。左眼视力下降，并伴有头晕目胀，口干舌燥，疲乏无力，左臂疼痛，脘腹胀闷，大便不畅，寐少梦多。检查：舌体胖，质黯红，苔粗黄腻，脉弦滑数。血压 160/90 mmHg，空腹血糖 7.28 mmol/L，尿糖（± ～ +），心电图：ST-T 段改变。诊断：糖尿病，糖尿病视网膜病变，糖尿病性心脏病，糖尿病脑血栓后遗症。中医辨证属肝肾亏虚，气郁化火。治宜疏肝泻火，滋养肝肾，生津止渴。

处方：柴胡 10 克，香附 10 克，姜黄 10 克，葛根 10 克，天花粉 20 克，玄参 20 克，生地黄 20 克，麦冬 10 克，黄芩 10 克，白芍 15 克，当归 10 克，牛膝 10 克。每日 1 剂，水煎分早晚服。

服上药 1 周后，除一般情况好转外，视物没有明显改善，加服石斛夜光丸，每周 2 次，每次 1 丸。1 周后，视力开始好转。继服 2 周，左眼视物继续好转，右眼视野已恢复一半，可以看路行走，尿糖（-）。

［景录先 . 糖尿病合并眼部病变治验 [J]. 北京中医学院学报，1986（4）：26.］

【评析】 本患者糖尿病日久，由于阴虚燥热而灼伤津液，耗伤营血，使血液黏度增高，营血运行缓慢，造成血瘀。瘀血内阻进一步加重，瘀阻脉络，气血阻滞，易使血液外溢，造成眼底出血。治疗先用中药汤剂舒郁养肝，滋阴泻火，生津止渴，然而未见改善。加服石斛夜光丸 1 周后，则视物有明显好转，连服 3 周视力逐渐提高，连已失明的右眼的视野也恢复了一半。说明石斛夜光丸对提高视力、促进眼底出血吸收有一定的作用。石斛夜光丸的主要成分是石斛、羚羊角、枸杞子、决明子、黄连等，它具有滋阴补肾、清肝明目的功能。与本案病机相符合，故临床疗效颇佳。由此可见，糖尿病性血管病虽有"气血瘀滞"这一共同病理，但临证时也不能拘于一理，而应辨证求因，灵活施治。

5. 李玺治疗糖尿病视网膜病变案

黄某，男，64 岁。1992 年 10 月 8 日就诊。

病史：患者 7 年前因多饮、多食、多尿、消瘦乏力被西医检查诊断为糖尿病（2 型），曾长期服用降糖西药治疗，疗效不佳。近 2 年病情加重，合并周围神经炎，视网膜病变。刻下症见：面色晦黯，消瘦乏力，视物模糊，口干多尿，四肢麻木，不能行走，腰膝酸软，阳痿不举，舌红有紫斑，脉细涩无力。实验室检查：尿糖（+++）、血糖 12.6 mmol/L。证属气阴两虚、瘀血内阻，加之久病及阳，兼有阴阳两虚之象。治以益气养阴、活血化瘀，佐以补肾助阳。

处方：黄芪、山药各 15 克，红花、川芎、淫羊藿、三七粉、苦瓜仁各 10 克，人参、全蝎各 6 克，枸杞子、丹参各 10 克，牛膝、鸡血藤、韭菜子各 10 克（三七粉、全蝎、苦瓜仁细末冲服）。水煎分早晚 2 次服。

经治疗 2 月余，诸症明显减轻，精神好转，复查尿糖（+），血糖 7.8 mmol /L。改服六味地黄丸、玉泉丸以巩固疗效。后随访病情稳定，糖尿病得以控制。

［李玺．消渴饮治疗糖尿病 46 例 [J]．陕西中医，1993（12）：6．］

【评析】　消渴日久，多虚多瘀之理，在糖尿病及其并并症的发病机制上多有体现。因此，近年来，国内学者相继提出了"从瘀论治"的观点，并在临床治疗上取得可喜的进展。李玺根据这一病理特点，自拟了消渴饮治疗本病，取得了较好的疗效，尤其对老年性糖尿病疗效更为显著。从方义来看，人参、黄芪、山药、知母、天花粉扶正益气、养阴生津；丹参、红花、川芎、三七粉活血化瘀、推陈出新，并能改善微循环血管内高凝状态；佐以淫羊藿补肾助阳；苦瓜仁、全蝎增强降糖之功。

小结

糖尿病视网膜病当属中医　"视瞻昏渺"或"暴盲"的范畴，中医学认为糖尿病视网膜病变的病机主要是气阴两伤，阴阳俱虚，肝肾阴亏，瘀阻目络。临床可见气虚血瘀，气阴两亏、肝肾不足、血脉不畅，肝肾亏虚、气郁化火，气阴两虚、瘀血内阻、阴阳两虚等证候，治以益气活血，益气养阴、滋补肝肾、活血通络，疏肝泻火、滋养肝肾、生津止渴，益气养阴、活血化瘀，佐以补肾助阳为法。糖尿病性血管病虽有"气血瘀滞"这一共同病理，但临床上也不能拘于一理，而应辨证求因，灵活施治，才能收获良效。

第八章
名中医治疗糖尿病酮症酸中毒案

1. 概述

糖尿病酮症酸中毒为糖尿病急性并发症，一般来说，必须接受补液和持续小剂量静脉输注胰岛素治疗，否则病死率极高。东汉张仲景《金匮要略》云："厥阴之为病，消渴气上撞心，心中疼热，饥而不欲食，食则吐，下之不肯之。"其所论为糖尿病酮症比较重的患者，医圣明确指出用下法不合适，预后不好。但这并不是说此时服中药没有一点意义。从某些病例情况上看，三类口服降血糖药大剂量联合用药，血糖仍居高不下，提示患者胰岛 β 细胞分泌胰岛素的功能已严重受损，所以必须接受胰岛素治疗。

2. 李育才治疗糖尿病酮症酸中毒案

病案 1

杨某，女，9 岁。1986 年 9 月 23 日初诊。

病史：糖尿病 3 年来，一直使用胰岛素控制病情，每日用量能保证正常生活和学习。昨日乘车感受风寒，刻下症见：发热，体温 38.3 ℃，精神佳，极度疲乏，今晨呕吐，头痛头晕，口渴多饮，不能站坐。空腹尿糖（＋），尿酮体（＋＋）。舌淡苔薄，脉浮数。四诊合参，证属阴血燥热，气阴两伤，兼风寒束表。治宜清血热，益气阴，兼解表。

处方：清热和血降酮方量减为半量，加竹茹、牛蒡子、菊花、玉竹各 10 克。3 剂急煎服。嘱继续原量肌内注射胰岛素，服药期间大量饮水。

药后诸症皆除，尿酮体消失，尿糖（±），故改投益气养阴清热、培补脾肾丸剂善后。

清热和血降酮方：生黄芪 40 克，山药 30 克，玄参 35 克，苍术 20 克，黄芩、黄连、黄柏各 15 克，栀子、当归各 20 克，赤芍 15 克，生地黄 30 克，川芎、茯苓、泽泻各 15 克。

病案 2

王某，男，57 岁。1986 年 9 月 19 日初诊。

病史：患者糖尿病 5 年，近日病情加重，经治疗尿酮体不减："三多"症状明显，每日饮 2 暖瓶水，尚感口干，每餐 350 克仍有饥饿感，小便日十五六次，夜三四次。头痛，恶心欲吐，倦怠乏力，周身疼痛，下股轻度水肿，有色素、发凉且少痛觉。淡苔薄黄，脉沉细数。空腹尿糖（＋＋＋）酮体（＋），尿蛋白（－）。四诊合参，证属阴血燥热，气阴两伤。治宜清热和血，益气养阴。

处方：清热和血降酮方加生牡蛎（先煎）50 克，五倍子 20 克，竹茹 15 克，附子 10 克。3 剂，急煎服。并嘱患者严格控制饮食，每餐不得超过 150 克，且不食肥甘厚味。服药期间要大量饮水。

药后诸症大减，饮水不多，每餐进食 150 克，无饥饿感，小便次数 24 小时内 8 ～ 9 次，下肢变温且有痛觉。但仍感乏力腰酸痛，手麻痛。9 月 20 日查空腹尿酮体（＋＋），9 月 22 日查尿糖（＋＋＋），尿酮体（－），9 月 23 日查尿酮体（－）。舌淡苔薄，脉沉缓。证属气阴两伤，兼有络脉痹阻。治宜益气养阴清热，祛风通络。处方：生地黄 40 克，玄参 30 克，天冬、麦冬各 15 克，党参、五味子各 15 克，茯苓 20 克，生黄芪 40 克，山药 30 克，苍术 15 克，鸡血藤 25 克，益母草 20 克，川续断 25 克，丝瓜络 20 克。患者因病情好转要求出院，故投药 8 剂善后。

［李育才．和贵璋，盛德明，等．清热和血法治疗糖尿病酮症 22 例 [J]．辽宁中医杂志，1987（4）：26，19.］

🍅 **病案 3**

张某，女，61 岁。1984 年 12 月 14 日初诊。

病史：患者患糖尿病十余载，血糖最高时达 285 mg%，经中西药治疗效不显。1 年前开始使用胰岛素治疗（8 U/ 次，每日 3 次），病情仍未得到控制。刻下症见：形体消瘦，面色蜡黄，疲乏无力，腰膝酸软，脱发。舌淡胖，苔薄白而干，脉沉细无力。空腹血糖 220 mg%，尿糖（++++），尿酮体（－），尿蛋白（++）。四诊合参，证属脾肾不足，气阴两伤，治宜培补脾肾，益气养阴。

处方：生黄芪 40 克，山药 20 克，玄参 30 克，苍术 15 克，生地黄、熟地黄各 20 克，党参、麦冬、五味子各 15 克，川续断、白花蛇舌草各 25 克，天花粉 35 克，枸杞子 20 克。继续原量使用胰岛素。

药进 16 剂后，诸症均减轻。空腹血糖 123 mg%，尿糖（+），尿酮体（－），尿蛋白（+）。继服上方 8 剂。并嘱胰岛素量每日减至 18 U。服药 48 剂后，胰岛素用量已减至每日 6 U。这时病情略有加重，刻下症见：口渴，饮水不多，食欲欠佳，疲乏无力，恶心呕吐，脘闷不适。舌尖红，苔薄黄，脉细弦略数。空腹血糖 170 mg%，尿糖（++++），尿酮体（++），尿蛋白（+）。证属阴血燥热，气阴两伤，浊邪壅逆。治宜清热和血、益气养阴、化浊止呕。处方：黄芩、黄连、黄柏、栀子各 15 克，当归 20 克，赤芍 15 克，生地黄 40 克，川芎 15 克，生黄芪 40 克，山药 30 克，玄参 40 克，茯苓 30 克，佩兰、竹茹各 15 克，麦芽 30 克。4 剂。胰岛素仍每日 6 U。

服药 8 剂，诸症明显减轻，但乏力喜卧，腰酸痛。空腹血糖 130 mg%，尿糖（+），尿酮体（－），尿蛋白（+）。证属脾肾不足，气阴两伤。治宜益气养阴清热。处方：生黄芪 40 克，山药 25 克，玄参 30 克，苍术 15 克，生地黄、熟地黄各 20 克，麦冬 15 克，黄精 20 克，五味子、茯苓各 15 克，丹参 30 克，葛根 20 克，川续断、白花蛇舌草各 25 克，天花粉 30 克。8 剂。嘱停用胰岛素。药后诸症减轻，身觉有力，略有腰痛。舌淡苔薄，脉沉细，尿糖（+），尿酮体（－），尿蛋白（+）。前方有效，效不更方。以其为主，随证加减。服药 24 剂，"三消"症状基本消失，身觉有力，精神旺盛。舌淡苔薄，脉沉细。空腹血糖 125 mg%，尿糖多次阴性或微量。病康复，为巩固疗效，前方加太子参 20 克，玉竹 15 克，研末打水丸，每服 15 克，每日 2 次。

［李育才，初淑华，主秀荣，等 . 治疗糖尿病酮症的体会 [J]. 辽宁中医杂志，1987（8）：17–18.］

🍅 病案 4

张某，女，30 岁。

病史： 患者患糖尿病 10 年，使用胰岛素达 7 年之久。现仍每日使用胰岛素 48 U，每日 3 次，每次 16 U，但尿酮体（＋），已 7 个月。刻下症见：口干欲饮，尿多，消瘦乏力，手脚麻木疼痛，脱发，舌黯淡，苔薄白略腻，脉弦滑。查：空腹血糖 21.8 mmol/L，尿糖（＋＋＋），尿酮体（＋＋）。西医诊断：糖尿病酮症酸中毒。中医辨证为阴血燥热，气阴两伤兼脉络痹阻。治宜清血热，益气阴，祛风通络。

处方： 生地黄、玄参、怀山药各 30 克，生黄芪 40 克，黄芩、黄连、黄柏、川芎、赤芍各 15 克，苍术、栀子、茯苓、当归各 20 克，生牡蛎（先煎）50 克，五味子、刺五加各 15 克，鸡血藤 25 克。水煎服，每日 1 剂。原用的胰岛素不减，继续使用。

中药随证加减变通，调治 2 个月，服药四十余剂，手脚麻木疼痛消失，身觉有力，余症也减轻。舌黯淡，苔薄白，脉弦滑。查空腹血糖 17.1 mmol/L，尿糖（＋＋），尿酮体（－）。因尿中酮体消失，改用益气养阴、培补脾肾、和血通脉之剂，以期巩固疗效，随访 5 个月，酮体未再出现。

［李育才，郭录新，王耀辉，等 . 降酮汤治糖尿病酮症 33 例临床观察 [J]. 新中医，1989（2）：20–22.］

🍅 病案 5

周某，女，54 岁。

病史： 患者罹患糖尿病十余年，经治疗效果不显，来院治疗。发热 3 天，体温 39.5 ℃，极度口渴，不欲饮食，小便量少，恶心呕吐，极度疲乏，卧床不起，昏睡不醒，舌干红，苔白腻，脉细疾数。查血糖 25.3 mmol/L，尿糖（++++），尿酮体（++++），四诊合参，证属毒热入血，湿蒙清窍，气阴两虚。宜清热解毒，豁痰开窍，兼予益气养阴。

处方：黄芩、黄连、黄柏、栀子、赤芍各 15 克，当归 20 克，生地黄 30 克，生黄芪 40 克，山药 30 克，玄参 30 克，苍术 20 克，茯苓 20 克，生牡蛎（先煎）50 克，佩兰 10 克，竹茹 10 克。水煎服送安宫牛黄丸 1 丸。

药进 5 剂，安宫牛黄丸 6 丸，神志清醒，体温 36.6 ℃，仍口渴甚，卧床不起，四肢无力，头晕心烦，尿量正常。舌红苔薄，脉滑细略数，尿糖(++)，尿酮体(++)，高热已退，上方减佩兰、竹茹，加杭菊花 15 克，天花粉 25 克，继服 2 剂，诸症悉减，尿酮体（-），尿糖（+），血糖 12.8 mmol/L。改益气养阴，培补脾肾，调治 30 天诸症基本消失，查血糖 7.2 mmol/L，尿糖微量，嘱服消渴丸，随访半年余，病情稳定。

[李育才，郭录新，初淑华，等.糖尿病酮症的治疗与体会[J].中国医药学报，1989（2）：44-46.]

【评析】 以上 5 例糖尿病酮症酸中毒系李育才治疗的案例。病案 1 消渴病日久，更耗伤阴津，使阴虚燥热之体再感受风寒之邪，其病本为阴血燥热，气阴两伤，血脉不和；标证又为外感风寒邪气从阳气化热，故见发热恶寒、头痛头晕等。其治宜清热解毒以治标，益气养阴、养血调血、祛除酮体以治本，使热毒清，血脉和，气阴复，酮体消。方用李育才等研制之消热和血降酮方（减为半量）加清热止呕之竹茹，清热解毒之牛蒡子，疏散风热之菊花，滋阴生津之玉竹。待标证消除后继续使用益气养阴清热、培补脾肾之丸剂以巩固疗效。糖尿病患者尿中有酮体而二氧化碳结合力正常，出现多尿症状轻度加重，食欲减退，恶心乏力等症状者称为酮症，是糖尿病代谢紊乱的早期表现。《证治准绳·消瘅》篇云："渴而多饮为上消（经谓膈消）；消谷善饥为中消（经谓消中）；渴而便数有膏为下消（经谓肾消）。"病案 2 患者多饮、多食、多尿，上中下三消悉备，因病程已达 5 年，病机上以阴血燥热、气阴两伤为主，且尿酮体（+++），故用自拟清热和血降酮方予以治疗，方中药物配合使用可清热和血，益气养阴，消除酮体。加入生牡蛎一则治头晕，再则止渴。张元素云："壮水之主，以制阳光，则渴饮不思，故牡蛎之类能止渴也。"《本草纲目》云："（牡蛎）补阴则生捣用……"《本草图经》云"五倍子能生津液"，《本草纲目》云五倍子"敛肺降火，化痰饮，止咳嗽，消渴，盗汗……"又云"其味酸咸，能敛肺止血，化痰止渴收汗"。由此可见，方中使用生牡蛎、五倍子的妙处。待病情好转，尿酮体（－），则改用益气养阴清热之品，针对患者腰酸痛、四肢麻痛现象，加祛风通络之豨莶草、川续断、丝瓜络、鸡血藤。《备急千金要方·消渴》说："治之愈否，属在病者，若能如方节慎，旬月而瘳，不自爱惜，死不旋踵……其所慎者有三，一饮酒、二房室、三咸食及面。"故要求患者控制食肥之品，药疗食疗同时进行，方能得较好疗效。病案3糖尿病主要是由于素体阴虚、饮食不节，复情志失调，劳欲过度，临床多见阴虚燥热的一系列表现。而阴虚燥热又常互为因果，阴虚为本，燥热为标，阴愈虚则燥热愈甚，燥热愈甚则阴愈虚。阴虚内热，煎熬津液，则津亏血少；阴不化气，则气虚无力鼓动血液运行，从而形成血瘀。瘀血日久化热既能伤阴，又可克伐正气，使气机运行失常，清阳不升，浊阴不降，又可加重本病，从而形成糖尿病酮症酸中毒。本案患者根据其表现先后为脾肾不足，气阴两伤及阴血燥热，气阴两伤，浊邪壅逆型，其中气阴两虚为本，阴虚血燥、瘀血停留为标。治疗时应遵循标本兼顾攻补兼施的原则，予以培补脾肾、益气养阴及清热和血、益气养阴、化浊止呕之法以治之。

李育才认为糖尿病酮症酸中毒，按照中医理论分析，基本病机为燥热入血，血滞浊留，气阴两虚；阴血燥热，血滞浊留为标，气阴两虚为本。故治疗时，应标本兼顾，攻补兼施。宜清热和血，降逆化浊，益气养阴等法联合应用。若郁热、血滞、浊留突出者，以去其标实为先，宜清热和血，降逆化浊为主；如标实证明显改善，则以扶正固本为主，逐渐过渡为以培补脾肾，益气养阴为主。自拟降酮汤（黄芩15克，黄连15克，黄柏15克，栀子15克，当归20克，赤芍15克，生地黄30克，川芎15克，生黄芪40克，山药30克，玄参30克，苍术20克，茯苓20克，生牡蛎50克。随证加减：头晕头痛加夏枯草、钩藤、生牡蛎、菊花；

视物模糊加青葙子、枸杞子、决明子、茺蔚子；胸闷刺痛加枳壳、红花、丹参、山楂；渴饮无度加生石膏、知母、天花粉、海蛤粉；恶心呕吐加陈皮、竹茹、佩兰；小便频多加桑螵蛸、覆盆子、菟丝子、五味子；尿中有蛋白重用黄芪，加白花蛇舌草、川续断；疮疖痛肿加蒲公英、金银花、马齿苋、紫花地丁。

3. 颜正华治疗糖尿病酮症酸中毒案

张某，男，58岁。

病史： 发现糖尿病15年。长期服用西药降血糖药格列本脲、盐酸二甲双胍、阿卡波糖等，均为最大用量，血糖控制仍非常不理想。查餐后血糖30 mmol/L，尿糖（++++），尿酮体（+）。拒绝应用胰岛素。刻下症见：口渴欲饮，口甜口干，头晕目眩，双目视物不清，心胸烦热，神疲乏力，大便数日1行。查体：体形消瘦，舌质黯红，苔腻黄少津液，脉象细而弦。餐后血糖30 mmol/L，尿糖（++++），尿酮体（+）。此病属消渴病之消瘅期。辨证：肝肾阴虚，郁热内结。治法：清泄结热，滋补肝肾，益气养阴。

处方： 祝谌予降糖对药方和连梅汤加味。黄连9克，乌梅12克，黄芩9克，生地黄25克，玄参25克，白芍25克，丹参15克，葛根25克，鬼箭羽15克，地骨皮25克，夏枯草15克，荔枝核15克，仙鹤草30克，生黄芪18克，苍术15克，泽兰15克，大黄粉（冲服）3克，三七粉（冲服）5克。7剂。水煎服。

2000年8月2日复诊： 诸症均减，但复查餐后血糖仍为26 mmol/L，尿糖（++++），再次建议应用胰岛素皮下注射。配合大黄粉3克，三七粉5克等，冲服。初胰岛素日用量28 U，后逐渐增至42 U。血糖化验正常。1个月后频频出现低血糖，遂减少胰岛素用量，每日30 U胰岛素就可使血糖得到良好控制。半年后随访，精神体力均佳，视力好转，多次查血糖均正常。

[张冰. 颜正华教授诊疗糖尿病经验介绍 [J]. 中国中医药信息杂志，2013，29（1）:23.]

【评析】 中医辨证为肝肾阴虚，郁热内结，更伤气阴，所以治当清泄结热，滋补肝肾，益气养阴。方剂选用了祝谌予降糖对药方和连梅汤加味。 取得了较好的治疗效果。

4. 陈维亚治疗糖尿病酮症酸中毒案

张某，男，36岁。

病史： 患者有糖尿病病史3年，因口渴多饮、多食、恶心呕吐3天，于1986年1月9日入院。患者3天前感到口渴多饮，每天饮水3000 ～ 4000 mL，24小时尿量5000 ～ 6000 mL。今见口渴加重，但尿频量不多，恶心呕吐，同时伴口舌干燥，周身疲乏无力，动则气短，嗜睡，舌质嫩红，苔薄白，脉沉细数无力。精神萎靡，眼眶内陷，面颊潮红，心肺未见异常，血糖25.2 mmol/L，尿糖（++++），酮体阳性，二氧化碳结合力9 mmol/L。眼底检查：静脉走行正常，在网膜内见针帽大小的黯红色小点及不规则的小出血斑。西医诊断：糖尿病（重型）并酮症脱水酸中毒。中医诊断：消渴病，辨证属气阴两虚。

处方： 加味玉液汤。人参、知母、鸡内金、五味子各10克，山药、黄芪、葛根、天花粉各30克。加水600 mL，文火煎至300 mL，每日2次，每次150 mL，温服。同时给予小剂量胰岛素静脉滴注并纠正脱水、酸中毒等综合对症处理。经9小时治疗，胰岛素共用90 U，5%碳酸氢钠400 mL，血糖降至11.48 mmol/L，二氧化碳结合力22 mmol/L，尿酮体（±），尿糖（+），患者自觉症状显著改善，无明显烦渴、多饮、恶心呕吐现象。3天后，精神佳，脱水、酸中毒纠正，二氧化碳结合力33 mmol/L。服药20天后，病情好转，周身有力，口渴不甚，舌嫩红、苔薄白，脉沉细，空腹血糖10 mmol/L，尿糖（++）。服药60天后，症状消失，空腹血糖7.8 mmol/L，尿糖（－），出院继续门诊巩固治疗。随访半年，病情未复发，坚持参加工作，达到临床显效。

［陈维亚，王秀敏，刘玉洁.中药治疗糖尿病51例[J].陕西中医，1991（2）：51-52.］

【评析】 本案所述为重型糖尿病，患者已出现酮症酸中毒，西医给予综合对症处理，纠正脱水、酸中毒；中医治疗标本兼顾，依"无阳阴无以生"之理，采用张锡纯的玉液汤加人参，使之"阳生阴长"，以达益气升津，润燥止渴之效果。正如张锡纯所云："此方乃生元气以止渴者也，方中以黄芪为主，得葛根能升元气，而又佐以山药、知母、天花粉以大滋真阴，使之阳生而阴应，自有云行雨施之妙也。用鸡内金者，因此证尿中含有糖质，用之以助脾胃强健，化饮食中糖质为津液也。用五味子，取其酸性，且能封固肾关，不使水液急于下趋也。"

小结

糖尿病酮症酸中毒为糖尿病急性并发症，出现多尿症状轻度加重，食欲减退，恶心乏力等症状者称为酮症，是糖尿病代谢紊乱的早期表现。病机主要在于阴血燥热、气阴两伤。治宜清热和血，益气养阴。用清热和血降酮方加减治疗。待症状体征缓解，尿中酮体消失，再以益气养阴清热、培补脾肾丸剂以期巩固疗效。若兼有络脉痹阻者，治以祛风通络为法；兼有浊邪壅逆者，治以化浊止呕为法；兼有湿蒙清窍者，拟豁痰开窍为治。本病多以阴血燥热，血滞浊留为标，气阴两虚为本。故治疗时，应标本兼顾，攻补兼施。宜清热和血，降逆化浊，益气养阴等法联合应用。若郁热、血滞、浊留突出者，以去其标实为先，宜清热和血，降逆化浊为主；如标实证明显改善，则以扶正固本为主，逐渐过渡为以培补脾肾，益气养阴为主。

第九章
名中医治疗糖尿病坏疽案

1. 概述

糖尿病坏疽以下肢多见，且多见于年龄大、病程长和病情控制不满意的患者。根据临床表现可分为 3 种类型。①湿性坏疽：最为多见。肢端体表局部软组织糜烂，开始形成浅溃疡，继之溃烂深入肌层，甚至烂断肌腱，骨质受破坏，大量组织坏死，形成大脓腔，排出较多分泌物。湿性坏疽的主要病理基础是微血管基底膜增厚所致的微循环障碍。②干性坏疽：受累肢端末梢缺血坏死、干枯变黑，病变界线清楚，发展至一定阶段不经处理也会自行脱落。干性坏疽的主要病理基础是中小动脉闭塞所致的缺血性坏死。③混合型坏疽：亦较多见，即微循环障碍和小动脉阻塞两类病变同时并存。既有肢端的缺血干性坏死，又有足和（或）小腿的湿性坏疽。

2. 邓铁涛治疗糖尿病坏疽案

彭某，男，65 岁。2003 年 5 月 6 日入院。

病史：患者自诉双足红肿溃烂 1 周余，有糖尿病病史十余年。1 周前无明显诱因双足出现水疱，自行用针挑破后，渐出现双足部红肿溃烂，继见纳呆、呕恶，遂由家人送来院收住入院。刻下症见：神疲乏力，面色苍白，消瘦，视矇，口干，纳差，四肢麻木，双足皮肤红肿溃烂，夜寐差，二便尚调，舌淡黯嫩红，苔白，脉沉细。双足背、足趾间及双足外侧可见多处红肿溃疡、脓液渗出，足趾尤甚，足底部 2/3 皮肤呈焦黑色，足背动脉尚可触及搏动，双下肢皮肤见散在多处色素沉着。实验室检查：餐后 2 小时血糖 22.25 mmol/L，血酮体 48 mmol/L，总二氧化碳 23 mmol/L，白蛋白 28.5 g/L，血常规增高。西医诊断：2 型糖尿病合并肢端溃疡；中医诊断：消渴病，辨证属气阴两虚，湿浊内停。治疗以降血糖、降酮体、抗感染及营养支持等综合方法；中药以生脉散合四妙散加减；足部护理以呋喃西林外洗，并予川芎嗪、山莨菪碱、庆大霉素及胰岛素混合湿敷。外科会诊建议转科治疗，必要时截肢。患者不愿转科，故请邓铁涛会诊。刻下症见：神疲乏力，面色苍白，消瘦，视矇，四肢麻木，稍口干，胃纳尚可，双足皮肤红肿、溃烂，足趾间脓液积聚，双足外侧溃烂，少许脓血渗出，足底部焦黑，舌淡黯，苔少，脉沉细，尺脉弱。辨证：肝肾阴虚兼脾虚。

处方：六味地黄汤加味，重用山药。山药 90 克，黄芪、仙鹤草各 30 克，生地黄、熟地黄、山茱萸各 12 克，茯苓、牡丹皮、泽泻、苍术各 10 克，桃仁 5 克。

因双足溃烂乃正气不足，不能托毒外出所致，故停用局部抗生素，加强营养治疗，每天给予冷开水（或呋喃西林、生理盐水）清洗双足后，用炒黑木耳粉和葡萄糖粉混合后，外撒创面上，绷带稍包扎。治疗 20 天后，患者精神日渐好转，口不干，四肢麻木减轻，血糖控制稳定，双足部潮红消退，足趾间已无脓液及渗液，趾间隙显露，创面愈合良好，双足外侧赤白肉际处余有少许渗液，见部分新生嫩红组织生长，足底部黑死皮逐渐脱落。

5 月 30 日二诊：服上药后足部伤口日渐好转，舌淡嫩红，脉细，左脉重按无力。近日出现腹泻，每日 2 ~ 3 次，质烂，无臭味，双下肢轻度水肿。辨证属脾虚湿阻。治宜健脾祛湿。处方：山药 60 克，黄芪、玉米须、仙鹤草各 30 克，山茱萸、白术、白扁豆各 12 克，茯苓 10 克，太子参 24 克，甘草 3 克。足部护理仍按原法。药后患者腹泻止，双下肢水肿逐渐消退，纳眠皆佳，二便调。双足底部焦黑死皮脱落，露出新鲜红活皮肤，每天予以修剪死皮。3 天后死皮全部脱落，伤口愈合良好，无渗血、渗液。患者于 2003 年 6 月 4 日康复出院。

[沈元良，名老中医话糖尿病 [M]. 北京：金盾出版社，2013.]

【评析】 糖尿病足属中医学"消渴""脱疽"范畴。宋代《卫生家宝》中记载消渴患者"足膝发恶疮，至死不救"。本病例气阴两虚是本，瘀血、热毒、湿浊是标，治疗时要标本兼治，内治和外治相结合。外治方面，王清任《医林改错》里就有用砂糖作药的方剂，方名木耳散。王清任认为本方"治溃烂诸疮，效不可言，不可轻视此方。木耳一两（焙干研末），白砂糖一两（和匀），以温水浸如糊，敷之缚之"。本例效法木耳散治疗，临床上邓铁涛亦喜用葡萄糖粉外敷治疗各种慢性溃疡，他认为慢性溃疡，局部辨证应为虚损之证，主要矛盾在于正气衰败，气血亏虚，复生不能。抗生素治疗，毕竟是攻伐之法，正气受伐，生机不旺，肌肤怎能复生？葡萄糖粉之作用，不仅可高渗杀菌，更重要在于给溃疡面一个营养环境，这符合中医学扶正祛邪的法则，故能生效。

3. 吕仁和治疗糖尿病坏疽案

陈某，男，70 岁。1996 年 5 月 16 日初诊。

病史：患者 1975 年发现并诊断为胰岛素依赖型糖尿病，一直用胰岛素控制血糖，其血糖、血脂、体重基本正常，但有口渴多饮，手足心热，于 1996 年 1 月开始出现手足麻木、怕冷，逐渐双足小趾紫黯并有间歇性跛行发生。查体：舌黯有裂纹、苔黄，脉沉细涩。双足皮肤色黯、发凉，双足小趾紫黯，但未破溃，双足背动脉搏动减弱。空腹血糖 7.6 mmol/L，餐后 2 小时血糖 10.6 mmol/L，下肢体位试验（＋）。诊为糖尿病小趾坏疽。辨证属阴伤化热、瘀阻受寒。治法内服以养阴清热、化瘀通络，外用以温通散寒。

处方：细生地黄 30 克，玄参 30 克，黄柏 10 克，牛膝 30 克，木瓜 30 克，丹参 30 克，莪术 10 克，三七粉（冲服）3 克，水煎服，每日 1 剂，分 2 次服。外洗方：川乌 30 克，草乌 30 克，伸筋草 30 克，芒硝 30 克，苏木 30 克，水煎外洗，每日 1 剂，熏洗 3 次。继续用胰岛素控制血糖，带药回原籍治疗。

10 月 28 日来京复诊时，述经上内服及外用方治疗各 12 剂后，口渴多饮、手足心热等减轻，双足小趾紫黯部分脱厚皮一层，但无破溃。继续内服及外洗 10 剂后，双小趾又脱厚皮一层，紫黑部分全部消失，双小趾呈嫩红色，此后间歇性跛行、手足麻木、怕冷等症状均明显好转，自己停用外洗药。坚持内服药共 45 剂，双小足趾皮色完全恢复正常，间歇性跛行消失，双足背动脉搏动增强，经超声多普勒检查示：左、右足背动脉内径分别为 0.18 厘米、0.20 厘米，左、右足背动脉血流量分别为 6.48 mL/min、8.46 mL/min，嘱其坚持用胰岛素控制血糖，间断服用中药，以防其他并发症发生。

［范冠杰.吕仁和治疗糖尿病坏疽 1 例 [J].中医杂志，1997（4）：206-207.］

【评析】 此例患者，属阴伤化热，耗灼营血，瘀阻脉络，肌肤筋脉失养，遂致气血瘀阻；外受寒邪所伤，而呈阴虚化热、瘀阻受寒之证。在继续用胰岛素控制血糖的基础上，内服生地黄、玄参大补阴液，黄柏清热，牛膝、木瓜通经活络，丹参、莪术、三七粉、血竭粉、水蛭粉活血通经。外以川乌、草乌温经散寒，伸筋草、芒硝、苏木通经活络，使患者得到康复。

4. 董建华治疗糖尿病坏疽案

❀ 病案 1

周某，女，57 岁。1983 年 2 月 8 日初诊。

病史：患者患糖尿病已数年之久，近年来病情加重，面黄水肿，双目失明，口渴引饮，食量不多，肢体羸瘦，虚热心烦，腰痛腿酸，两脚水肿，行动困难，右脚五趾末端均有溃疡，左足二趾、三趾及小趾已干枯坏死。化验：空腹血糖 14.6 mmol/L，尿糖（++++），血白细胞 11.8×10^9/L，中性 0.78。脉象濡弱，苔少而质红。便溏，溲浊。西医诊断：糖尿病性坏疽。中医诊断：消渴病脱疽，辨证为阴虚燥热。治法为养阴清热，佐以扶正固本。

处方：生脉散合大补阴丸化裁。北沙参 13 克，麦冬 12 克，五味子 3 克，熟地黄 30 克，盐知母 9 克，盐黄柏 9 克，牡丹皮 12 克，山茱萸 9 克，谷精草 12 克，天花粉 18 克，甘草 3 克。每日 1 剂，水煎分 2 次服。

上方连服二十余剂未效，坏疽有所发展，疼痛日增，脉象虚数，唯舌质红稍退。改杞菊地黄汤加减，兼服麦味地黄丸，早晚各服 1 粒，玉米须 30 克煎汤冲服。处方：枸杞子 30 克，菊花 12 克，茺蔚子 9 克，牡丹皮 12 克，玄参 45 克，蝉蜕 9 克，生甘草 3 克。

药后 2 个多月，双目复明，但视物仍模糊不清，尿糖（++），空腹血糖 8.2 mmol/L。口渴已解，虚烦已除，右脚坏疽已渐干燥。左足趾呈现剥离，但仍面黄肌瘦，腰酸乏力，脉象虚浮。此为正气不足，阴阳俱虚之候。以八珍汤调理阴阳，兼服金匮肾气丸以固肾源，局部以全竭膏促其坏疽脱落。又经 3 个多月的上述治疗，患者基本痊愈，坏疽自脱，疮口愈合。

病案 2

李某，男，67 岁。1985 年 4 月 6 日初诊。

病史： 患者素有糖尿病病史、多饮、尿多。患者形体肥胖，发热，右脚红肿，右足第二趾溃烂坏死，根部溃疡向足背发展，紫黑色条状块约 2 厘米 ×5 厘米。患腿肿胀按之凹陷，脉象滑数，舌苔白腻舌边有瘀斑。查空腹血糖 12.9 mmol/L，尿糖（+++），血白细胞 15.6×10^9/L，中性粒细胞 0.87。西医诊断：糖尿病性坏疽。中医诊断：消渴病脱疽，辨证为阴虚火旺，湿热下注。治宜先清湿热，再议他症。

处方： 黄陈赤小豆汤加减，局部用白灵药，黄连膏纱布换药。茵陈 18 克，赤小豆 12 克，生薏苡仁 30 克，泽泻 9 克，炒黄柏 9 克，炒苍术 9 克，苦参 12 克，栀子 9 克，金银花 30 克，蒲公英 30 克，白豆蔻仁（后下）6 克，佩兰 9 克，滑石 30 克，生甘草 3 克。每日 1 剂，水煎分 2 次服。

10 天后腿肿减轻，脚背红肿有增，坏疽继续发展，溃面向足背扩大，疼痛较甚，夜眠不宁，再以四妙勇安汤加板蓝根、紫花地丁养阴清热、解毒，局部用抗生素滴浸，经治疗月余未应。右足腐烂组织已至前骨，溃面宽约 8 厘米，长约 5 厘米，筋骨暴露，脓液增多，予以残端清除。改用五神汤加栀子、连翘、黄柏，重用紫花地丁。

10 日后病情趋向稳定，但尿糖未减，血糖仍高，疮口长期不愈，肉芽亦无生机。又改知柏地黄汤加减，以冀其效。外用紫草膏纱布合生肌玉红膏纱布交替换药。处方：生地黄、熟地黄各 30 克，茯苓 9 克，怀山药 12 克，牡丹皮 9 克，山茱萸 12 克，泽泻 9 克，盐黄柏 9 克，盐知母 9 克，金银花 18 克，紫花地丁 30 克。兼服麦味地黄丸，早晚各 9 克。而后以扶正固本、标本兼顾、生肌敛口为法，嘱其长期服用柏地黄丸或六味地黄丸及金匮肾气丸，以固肾阴。患者住院 10 个月，痊愈出院。

［董建华. 中国现代名中医医案精华 [M]. 北京：北京出版社，1990.］

【评析】 糖尿病性坏疽属于中医的"脱疽"范围。其辨证论治在坏疽早期尤其是闭塞性动脉硬化症出现早期缺血表现时疗效更好。具体分型：①脉络寒凝型，证见患肢畏寒发凉，肤温降低，间歇性跛行。治宜温经散寒，活血通脉。可用阳和汤加味。②脉络血瘀型，证见患者痛甚，怕冷不明显。治宜活血止痛。可用丹参通脉汤。③脉络瘀热型，证见患肢不怕冷，反恶热，肤温较高，患肢疼痛。治宜养阴清热、活血通络。处方玄参、忍冬藤各 30 克，当归、赤芍各 15 克，牛膝、泽兰、石斛各 10 克，红花、地龙各 10 克，蜈蚣 3 条，天花粉 20 克。④热毒蕴结型：多见于坏疽合并感染，治宜清热解毒，活血止痛。可用熄风通络汤（蝉蜕、地龙、牛膝、生牡蛎、当归、僵蚕）加金银花、蒲公英、连翘、重楼、玄参、红花、穿山甲、生甘草等。⑤湿热蕴毒型：多见于湿性坏疽或混合性坏疽进展期，治宜清热利湿、解毒活血，处方四妙散加金银花、赤小豆、车前子、丹参、赤芍、红花、鸡血藤，或用熄风通络汤加薏苡仁、黄柏、泽泻、赤小豆、虎杖、金银花、丹参等。⑥肝肾阴虚，痰瘀阻络型：多见于坏疽稳定期，治宜滋补肝肾、活血通络。可用熄风通络汤加生地黄、白芍、玄参、丹参、金银花等，或用六味地黄丸加金银花、丹参、生地黄、玄参、当归等。⑦气血俱虚型：治宜益气养血，方用顾步汤或人参养荣汤加减。本案患者足趾溃烂坏死，多成湿性坏疽，因肾主水，肾之功能失调，故水湿泛滥，多为湿性。治疗先以清热利湿治其标，后以滋补肾阴固其本，往往取效。

5. 仝小林治疗糖尿病坏疽案

患者，女，71 岁。2008 年 8 月 18 日初诊。

病史：有血糖升高病史二十余年，一直服用降糖西药控制血糖，2004 年开始使用胰岛素泵，糖化血红蛋白控制在 6%～7%。刻下症见：两足大趾瘀黑，阵发性疼痛，双下肢发凉，易感冒，时有心悸，胸闷，气短，头晕，健忘，口干欲饮，尿少、有泡沫，偶有手足麻木，手臂刺痛舌淡、舌底瘀，苔白微腻，脉沉细。证属气阴两虚，络脉寒瘀内结。治以益气养阴，温经通络，散寒祛瘀。

处方：自拟泡脚方。生麻黄30克，桂枝30克，艾叶30克，透骨草30克，川芎30克，葱白2根，生姜50克。14剂，每日1剂，水煎泡脚，每日1次。

二诊：患者双足拇趾黑甲减轻，趾甲生长加快，疼痛消失，双下肢仍发凉，大便干结，每夜尿2次，眠差。上方加制川乌、制草乌各30克，连续泡脚半年。

三诊：双足拇趾黑甲大有好转，双下肢仍发凉、水肿、乏力、大便干，须服通便药，夜尿1～2次。上方加桃仁15克，葱白改为4根。连续泡脚4个月后，双足拇趾黑甲消失，留紫痕，双下肢发凉好转，双下肢水肿好转。

［金末淑，仝小林. 仝小林治疗糖尿病周围神经病变验案举隅［J］. 中国中医药信息杂志，2011，18（2）：93-94.］

【评析】 糖尿病在发生发展过程中，由燥热伤津到津伤耗气，出现气阴亏虚，气无力以行血，进则血脉瘀阻，痰瘀结聚脉络；当营气亏耗，阴阳俱虚，精气大损，营卫不调，无以营养脉络肌腠，外加风寒湿邪侵袭肌腠，凝聚脉络，发为坏疽痛肿。此案患者年老体衰，正气不足，风寒湿邪侵袭阻塞经络，气血运行不畅，刻下症见两足大趾瘀黑、阵发性疼痛、下肢凉，证属风寒侵袭脉络，痰瘀阻络化毒，故治以益气养阴、温经通络、散寒祛瘀。仝小林医生采用的是外用中药煎液泡患脚，方中麻黄温通发散，外则宣透皮毛腠理，内可深入积痰凝血；桂枝温经通脉、通阳化气；艾叶和葱白有温经通络散寒的作用；川芎可行气活血、祛风止痛。诸药合用，可疏通络滞、温经通络。二诊时患者络脉寒湿瘀血尚盛，新加入制川乌和制草乌。两药辛大热，药力猛，可搜剔筋骨风寒湿邪，温经祛寒止痛之效力强盛，和麻黄相配，能加强祛风除湿、散寒止痛之效。三诊是在加用活血化瘀的桃仁，连续4个月治疗，基本治愈。另此案未见中医药内服治疗处方，以笔者所经治的一些糖尿病坏疽病例总结，内服中药能快速有效地改善人体内在的精气损伤和血脉瘀阻，改善整个血液循环，调和营卫，能促使坏疽溃烂部位的炎性物的吸收和伤口的收敛愈合，所以内服外洗应当是中医药治疗糖尿病坏疽的有效思路。

小结

　　糖尿病坏疽属于中医的"脱疽"范围，以下肢多见，且多见于年龄大、病程长和病情控制不佳的患者。根据临床表现可分为3种类型：①湿性坏疽；②干性坏疽；③混合型坏疽。本病气阴两虚是本，瘀血、热毒、湿浊是标，治疗时要标本兼治，内治和外治相结合。临床病案可见肝肾阴虚兼脾虚，治以补益肝肾、健脾祛湿为法，方选六味地黄汤加味，重用山药；证见阴伤化热、瘀阻受寒，治以养阴清热、化瘀通络，外用以温通散寒为法；证见阴虚燥热，治以养阴清热，佐以扶正固本为法，方选六味地黄汤加减；证见阴虚火旺、湿热下注，治宜先清湿热，而后以扶正固本、标本兼顾、生肌敛口为法，以固肾阴；证见气阴两虚、络脉寒瘀内结，治以益气养阴、温经通络、散寒祛瘀，可投以自拟泡脚方。

第十章
名中医治疗糖尿病周围神经病变案

1. 概述

　　糖尿病周围神经病变属于糖尿病神经病变中最常见的一类，是糖尿病最常见的慢性并发症之一。具体是指在排除其他原因的情况下，糖尿病患者出现与周围神经功能障碍相关的症状，临床表现为对称性疼痛和感觉异常，下肢症状较上肢多见。目前其确切发病机制尚不完全清楚，有学者认为是多因素共同作用的结果，包括代谢紊乱、血管损伤、神经营养因子缺乏、细胞因子异常、氧化应激和免疫因素等，还有葡萄糖自动氧化使反应性氧化产物形成，导致细胞氧化应激和线粒体功能障碍。诱发因素为血糖控制不佳或波动较大，身高、吸烟、血压、体重和血脂水平也可能与糖尿病周围神经病变的发生有关。

　　有关糖尿病周围神经病变的临床症状，中医学早有记载。如李杲《兰室秘藏》曾记载消渴患者有"四肢痿弱"，《丹溪心法》记载消渴患者有"腿膝枯细，骨节枯细"。其发病原因则与肥胖、过食膏粱厚味有关，正如《素问·通评虚实论》云："凡治消瘅仆击、偏枯痿厥、气满发逆，肥贵人则高粱之疾也。"消渴患者常因过食肥甘，损伤脾胃，痰湿内生。若痰湿阻滞经络则致气血运行不畅，津液代谢障碍，而致阴阳失调。津液不布，若阳气不达四末，筋脉失去濡养则四肢麻木。

2. 高上林治疗糖尿病合并周围神经病变案

病案 1

　　刘某，男，64岁。1985年2月12日初诊。

病史：患者发现消渴病 5 年，长期服用优降糖、消渴丸等。5 年来血糖波动在 9.5～13.4 mmol/L，尿糖（+-+++），尿多症状长期不减，重则口渴引饮，食量自行控制在每日 250～500 克主食，大便长期干燥，常 6～7 日一次。近 2 年来发现两下肢行走无力，近 2 个月来须扶持方能行走，消渴诸症不见减轻反有加剧之势。查患者形体消瘦肌肤干燥，手足皲裂，舌苔薄白，舌红少津，脉濡数寸大，两下肢痿软、消瘦，肌力Ⅲ～Ⅳ级。膝腱反射及跟腱反射迟钝，浅感觉正常，实验室检查：血糖 11.9 mmol/L，尿糖（+++），胸透、心电图正常。西医诊断：糖尿病（2 型）合并下肢神经病变。中医诊断：消渴病，痿躄。辨证：肺肾阴虚，内热伤津。治以清热养阴，生津润燥。

处方：救肺汤加减。党参 15 克，生石膏（先煎）30 克，麦冬、天花粉、阿胶（烊化兑服）、胡麻仁、玉竹各 15 克，桑叶 10 克，知母 10 克，牛膝 10 克。水煎服，每日 1 剂。上方加减服六十余剂，1985 年 5 月 2 日查血糖 8.3 mmol/L，6 月 6 日 7.3 mmol/L，8 月 2 日 7.0 mmol/L，10 月 4 日 7.2 mmol/L，尿糖（-～±）。两腿渐有力，能自行行走，肌力Ⅴ级。膝腱反射及跟腱反射正常，病情得到控制。

［高上林.消渴病并发神经病变的治疗体会 [J].北京中医杂志，1991（6）：3-5.］

【评析】 中医学认为消渴病阴虚燥热日久则可使阴损气耗阳伤，从而出现气阴两伤，阴阳俱虚，脉络瘀阻，筋脉失养，表现出系列合并症。早期表现以燥热伤津为主，证见烦渴多饮，尿频量多，消谷善饥，大便燥结等。高上林认为大便燥结也是早期糖尿病自主神经功能障碍的临床见症，继之出现汗出偏沮、肢体麻木、下肢痿软等中枢或周围神经病变，古人称为痿躄，其病机虽复杂，但五脏热盛伤津，精气不能正常布化是本病之因，这与消渴病五脏亏损，燥热内生病机是一致的。临床常见形体消瘦，肌肤甲错，脉数而燥等肺、脾、胃、肾燥热消灼的脉证。本例高上林以《黄帝内经》"燥生痿躄"立论，认为消渴病燥热先病为本，痿躄燥热后病为标，治疗当以清热养阴，布津润燥，标本同治，长期服用而病情得以控制。

病案 2

张某，男，65 岁。1988 年 7 月 22 日初诊。

病史：患者两足趾麻木 5 年，渐向上发展，两小腿亦麻木，2 年前两手指也见麻木疼痛，渐发展至肘关节以下。1988 年 3 月查体时发现尿糖（＋），继而查血糖 10.2 mmol/L，平素口不渴，小便清长量多，食量正常。查体：身体较胖，身高 1.69 米，体重 76 千克，脉沉细涩。心率 68 次 / 分，肝脾未扪及，四肢肌肉张力减低，肌力Ⅳ级，腱反射减低，上肢自肘关节以下，下肢自膝关节以下，浅感觉明显减退，手足指稍清冷，腓肠肌压痛（＋＋）。实验室检查：尿糖（＋＋），血糖 10.98 mmol/L，血胆固醇 5.3 mmol/L。西医诊断：糖尿病合并周围神经炎。中医辨证：阴阳两虚，痰滞经络。治以育阴和阳，宣通阳气。

处方：阳和汤加减。熟地黄 30 克，鹿角胶（烊化兑服）15 克，姜炭 5 克，肉桂（后下）5 克，制附子 10 克，麻黄 5 克，白芥子 5 克。水煎服，每日 1 剂。

上方连续服用半年，血糖每月复查分别为 11 mmol/L、8.1 mmol/L、9.1 mmol/L、8.7 mmol/L、7.3 mmol/L，尿糖（＋ ～ ＋＋）。1989 年 3 月间，两足麻木及冷感基本消失，精神好，双足较前有力，肌力Ⅴ级。后服金匮肾气丸、全鹿丸至今。最近随访血糖时有起伏，但两足麻木症状未见复发，小便量白天基本正常，夜尿稍多，生活正常自理，双足活动自如。

［高上林 . 消渴病并发神经病变的治疗体会 [J]. 北京中医杂志，1991（6）：3-5.］

【评析】 消渴患者常因过食肥甘，损伤脾胃，痰湿内生，痰湿阻滞经络则致气血运行不畅，津液代谢障碍，而致阴阳失调，阳气不达四末则手足清冷。治疗当育阴温阳，宣通阳气，可选用阳和汤加味。方中既有熟地黄、鹿角胶之滋阴补血之品，又有肉桂、干姜、附子辛温和阳。麻黄虽非消渴病所宜，但伍地黄、鹿角胶，协同白芥子辛通经脉，搜剔经络之痰湿，且可助姜桂宣通阳气以治四肢厥冷。笔者认为对糖尿病周围神经病变中医辨证为阴阳两虚者，采用阳和汤加味每多获效。偏于气虚者可加党参、黄芪，兼有血瘀者可加丹参、赤芍、穿山甲、全蝎等药。

🍅 病案 3

李某，男，58 岁。1989 年 10 月 20 日初诊。

病史：患者手足麻木 4 年，右胸胁及下肢痛 7 个月，曾在某院诊断为右颈胸神经根炎，尿多，小便淋沥，查血糖 11.7 mmol/L，未用胰岛素及口服降糖西药而求中医治疗。曾服天麻杜仲丸 1 个多月，效果不显著。6 年前即发现阳痿，日渐加剧，自以为年龄已到，未治，腰脊酸痛，右腿麻木如针刺虫爬，耳鸣，记忆力甚差，失眠，查右膝腱反射及跟腱反射迟钝，右腿 4 字试验（＋），直腿抬高试验 50°，与左腿相比，右腿明显消瘦，且肌肉松弛，汗毛稀疏，脉象濡缓右尺空大。诊断：糖尿病并发神经根炎（坐骨神经痛）。辨证：消渴，肾阴肾阳两虚，治以温肾助阳，填精补髓。

处方：金匮肾气汤加味。熟地黄 20 克，山药 15 克，山茱萸 15 克，茯苓 10 克，泽泻 10 克，牡丹皮 15 克，制附子 5 克，肉桂（后下）5 克，黄精 30 克，鹿茸粉（冲服）1 克，巴戟天 10 克，川续断 15 克，焦杜仲 15 克。水煎服，每日 2 剂。

上药服 12 剂后，口渴尿多及腰膝酸痛均大见减轻，效不更方，又以上方加减服六十余剂后配丸药两料，每服 9 克，每日 3 次。服 2 个月。1990 年 6 月 14 日诊，血糖 7.95 mmol/L，尿糖（－），直腿抬高试验 >50°，口不渴，尿不多，腰微酸痛，右腿 4 字试验（－），右腿麻木疼痛感消失。

［高上林.消渴病并发神经病变的治疗体会 [J].北京中医杂志，1991（6）：3-5.］

【评析】 在中国历来消渴病医案中就有"手足麻木""肢体疼痛""足痿乏力"的记载。为进一步探讨糖尿病周围神经病变的证治规律，我们把消渴病后出现的四肢麻木、疼痛、痿弱无力及晚期出现的肌肉萎缩等一组相互关联的临床症状，统称为消渴病痿躄。消渴病以五脏亏虚为本，《灵枢·本脏》："心脆则善病消瘅热中……肺脆则若病消瘅易伤……脾脆则善病消瘅易伤……肾脆则善病消瘅易伤。"脆乃五脏亏损之谓。五脏藏精不泻，皆以精气为养。五脏亏损，精气不藏是消渴病的根本原因。因此，补五脏益精气是消渴病治疗不可忽视的大法。消渴病并发神经病变常见气虚精衰，肾气不固，发病早期阳痿不举甚为常见（阳痿亦为神经障碍所致），进而见肢体痿软，尤以下肢为甚。若见小便清长，或淋沥不尽，欲溲无力（似淋非淋），肢体痿软厥逆等，则须填精补髓、温养命门。用金匮肾气汤加鹿茸、巴戟天等往往收效。

病案 4

谭某，女，62 岁。1989 年 9 月 3 日初诊。

病史： 患者发现消渴病已 4 年，曾短期应用胰岛素约 2 个月，长期口服 D860、达美康等降糖西药，血糖长期稳定在 9.5 ～ 16.8 mmol/L。1 年前发现左半身麻木，不出汗，日渐加剧，近日更经常手指拘挛及腓肠肌痉挛。口渴尿多，时好时坏，食欲差，饮食控制尚好，每日 150 ～ 200 克主食，大便干稀交错。平素自觉气不够用，四肢困乏，动辄气促，头目眩晕。查患者形体消瘦，面色苍白，舌淡苔润有紫斑，脉细而涩，心率 64 次 / 分，心肺（－），血压 135/90 mmHg，右手足无汗，皮肤干燥，肌力 IV 级，浅感觉迟钝，无口眼㖞斜等症。实验室检查：血糖 12 mmol/L，尿糖（+++），血红蛋白 78 g/L，红细胞 2.40×10^{12}/L，白细胞 3.8×10^9/L，西医诊断：糖尿病并发周围神经损害（神经根炎）。中医诊断：消渴病、痿躄，辨证：气虚血瘀，治宜益气养血，活血通络。

处方： 十全大补汤加减。吉林参（另包）6 克，黄芪 30 克，当归 10 克，川芎 10 克，熟地黄 20 克，赤芍 20 克，茯苓 10 克，白术 15 克，薏苡仁 30 克，桂枝 10 克，生甘草 10 克。水煎服。每日 1 剂。

服上药 24 剂，复查血糖 8.7 mmol/L，尿糖（±），右半身已有正常汗出，手足拘挛疼痛明显好转，有时仍偶有麻木，但较前大有好转，肌力 V 级，两侧一致，脉濡缓，血压 110/65 mmHg。

［高上林 . 消渴病并发神经病变的治疗体会 [J]. 北京中医杂志，1991（6）：3–5.］

【评析】 消渴病以阴虚为本，燥热为标，日久阴损耗气及阳，而致气阴两伤，阴阳俱虚。然阴虚燥热，煎熬津液，血液黏滞，气虚运血无力，血流不畅，阳虚寒凝均可导致血流瘀阻，而致四肢失其濡养而出现麻木、疼痛。糖尿病合并周围神经病变以肾虚血瘀、气虚血瘀或气阴两虚、痰湿瘀阻者多见。单纯血瘀型相对较少。高上林认为消渴病之血瘀多由气虚帅血无力所致，临床如四肢乏力，动辄气促，精神萎靡等气虚证多兼瘀血，且常夹湿而成痰瘀交阻之象。所以对消渴病并发神经病变的瘀血证用补气之法以行瘀，且常佐化湿之品，用十全大补汤加减。方中黄芪、人参补气，熟地黄补肾养阴，茯苓、白术补气化湿，当归补血行血，川芎祛风行血，芍药敛阴行血，肉桂温阳行血，加薏苡仁化湿，用于治疗消渴病气虚血瘀、营卫不达而致的四肢酸痛、麻木拘挛等周围神经病变有良效。

3. 吕长青治疗糖尿病合并动眼麻痹案

朱某，男，64岁。1987年8月20日初诊。

病史：患者于1979年无明显诱因出现多饮、多尿、多食易饥，在外院查血糖，诊断为糖尿病，经饮食控制及口服降糖药治疗，病情有所缓解。近2个月出现对称性四肢末端麻木，遇冷加重，双足行走时有踏棉感，逐渐不能行走，急来我院。既往患冠心病、白内障（已手术）。查体：一般情况尚可，眼睑无水肿，巩膜无黄染，左侧瞳孔有变形。心肺、肝、脾及脑神经检查未见异常。双上肢肘以下及双下肢膝以下感觉麻木，呈手套、袜套样分布伴痛觉过敏。双侧二、三头肌及膝反射减弱，病理反射未引出。实验室检查：空腹血糖9 mmol/L，尿糖（+++），尿蛋白（±），其他检查未见异常。入院后原用的降糖药继用，同时加用神经营养药物治疗。入院第5天出现左上眼睑下垂，双眼向内侧活动受限，并伴有复视、腰膝酸软、舌黯淡、苔薄白，脉沉细。西医诊断：糖尿病周围神经病变，糖尿病双动眼神经不全麻痹。中医辨证：肝肾阴虚，肝阳上亢，气血不畅，脉络阻滞。治宜滋补肝肾，活血通络。

处方：六味地黄汤合血府逐瘀汤加减。山茱萸、生地黄各15克，牡丹皮、泽泻、桃仁、红花、柴胡、桔梗各10克，当归、茯苓、赤芍各12克，山药30克。水煎服，每日1剂。

上方服15剂后，复视消失，双眼向内侧运动较前明显灵活。宗上方加女贞子、麦冬各12克，五味子10克。取其酸甘化阴，金水相生，滋水涵木，以制肝阳上亢。

继服 30 剂,病情明显好转。血糖正常,尿糖(−),双动眼神经不全麻痹症状消失,周围神经炎症状也明显改善。终以六味地黄丸调理而愈,随访迄今未见复发。

[吕长青.老年性糖尿病合并双动眼神经不全麻痹症治验 [J].四川中医,1989（5）：38.]

【评析】 糖尿病神经病变是糖尿病重要并发症之一,可影响全身神经系统任何部分。患者为久患消渴,肝肾亏虚,气阴两伤,络脉瘀阻,故治疗上选用六味地黄汤合血府逐瘀汤,滋补肝肾,活血化瘀而收功。糖尿病动眼神经麻痹是糖尿病脑神经病变所致。在 12 对脑神经中,除嗅神经及舌下神经外,其余 10 对均有受损的报道。其中最常累及者为视神经、动眼神经及外展神经,故临床常见视力障碍、眼肌麻痹、眼睑下垂、复视、眼球后痛、同侧头痛等症状。糖尿病动眼神经麻痹通过严格控制糖尿病,一般 3 个月可望恢复。据临床观察,本病多见于 45 岁以上久病患者。中医辨证多属肝肾气阴两虚,瘀血阻络。采用滋补肝肾、益气活血并配合针刺治疗,一般 6 ～ 8 周可恢复。

4. 蒋家骢治疗糖尿病合并神经源性膀胱病变案

童某,男,28 岁。

病史： 患者因多饮、多尿、多食伴乏力消瘦 2 年,排尿不尽 8 个月,于 1988 年 7 月 6 日入院。入院前半个月,曾在某医院确诊为糖尿病,用普通胰岛素 24 U/d,因 B 超发现膀胱尿潴留,双肾盂积水而转我院治疗。刻下症见：神清,消瘦,身高 1.71 米,体重 49 千克,膀胱膨隆,四肢肌肉萎缩明显,两下肢浅感觉减退,踝以下感觉过敏,膝反射消失,眼底呈典型的糖尿病视网膜血管病变,化验空腹血糖 12.9 mmol/L,餐后 2 小时血糖 16 mmol/L,糖化血红蛋白 19%。B 超示双侧肾盂积水,膀胱残余尿 521 mL,诊断为糖尿病 1 型,伴周围神经炎、神经源性膀胱,视网膜病变。用胰岛素 48 U/d 及抗生素等治疗,中药以引火归元、温肾纳气法治疗。

处方： 金匮肾气丸。淡附片、山茱萸、鸡内金、巴戟天、川桂枝各 10 克,怀山药 15 克,当归、怀牛膝各 10 克,熟地黄、玄参各 30 克,菟丝子、补骨脂各 10 克。每日 1 剂口服，30 天为 1 个疗程。

服上药 64 天后，空腹血糖 5 mmol/L，餐后 2 小时血糖 8 mmol/L，糖化血红蛋白 11.7%。复查 B 超，双侧肾盂积水消失，膀胱残余尿 143 mL，出院后继续治疗，6 个月后随访一般情况好。B 超无肾盂积水，残余尿 16 mL。

［蒋家骢，吴自珍，屠伯言. 引火归原法治疗糖尿病合并尿潴留 19 例[J]. 辽宁中医杂志，1991（7）：33，37-38.］

【评析】 糖尿病神经源性膀胱，又称为无张力性膀胱，是由糖尿病自主神经病变所致。膀胱由副交感神经、交感神经等多条神经调节支配。当糖尿病神经病变影响上述神经尤其是感觉神经部分，则引起排尿反射异常。由于副交感神经损害，膀胱收缩肌力减弱，交感神经损害影响三角肌和内括约肌，以致尿潴留，膀胱渐充盈胀大。糖尿病神经源性膀胱病变，属中医学消渴病癃闭的范畴。其病理机制是消渴病日久，肾阴亏损，即"无阴则阳无以化"而致癃闭，或阴损及阳而致阳不足，即"无阳则阴无以生"，致膀胱气化无权，而致溺不得出。另外，湿热蕴结、肝郁气滞均可影响三焦水液的运行及气化功能，致使水道通调受阻，而形成癃闭。若证见面色白少华，面浮肢肿，下肢畏寒，腰膝酸软，排尿无力，尿有余沥者，属肾阳不足，可予金匮肾气丸温补肾阳。方中用六味地黄汤滋补肾阴，并以少量的桂附温阳暖肾，意在微微生火，以鼓舞肾气，此乃取"少火生气之意"。蒋家骢报道以金匮肾气丸为基本方，30 天为 1 个疗程，治疗糖尿病神经源性膀胱 19 例，获较好疗效，一般轻中度患者 1 个疗程，重度患者经 2～3 个疗程治疗，尿潴留症状均获显著改善。

5. 何任治疗糖尿病合并神经系统病变案

左某，女，43 岁。1978 年 8 月 22 日初诊。

病史： 1 周前发现血糖偏高（15.3 mmol/L），尿糖（+++），时作昏厥，手凉，轻度颤抖，纳欠佳，便次略多而烂，苔白。以养阴滋肾为治。

处方： 山茱萸 9 克，天冬 9 克，枸杞子 12 克，地黄 12 克，山药 15 克，党参 12 克，丹参 9 克，白术 12 克，陈皮 4.5 克，5 剂。

10月8日复诊：药后血糖下降（8.2 mmol/L），尿糖已趋正常，腹中嘈杂已除，精神舒如，唯头昏耳。处方：党参12克，山茱萸9克，天冬9克，枸杞子12克，山药15克，地黄15克，白术12克，丹参9克，天花粉4.5克，陈皮4.5克。7剂。

［何任.何任临床经验辑要[M].北京：中国医药科技出版社，1998.］

【评析】 本案为著名中医专家何任治疗糖尿病的医案。本例由于肝肾阴伤，虚阳上扰清窍，产生眩晕昏厥，阴伤则筋脉失养，虚风内动，故肢体轻度颤抖；脾弱气虚，运化不健，故胃纳不振，大便烂而次数多；证属肝肾阴伤，脾弱气虚。故用山茱萸、地黄、枸杞子、天冬补肝肾、滋阴液；丹参养血活血调经；人参、白术、山药补脾益气；陈皮和胃理气以助运化，服药多剂后经检查血糖下降，尿糖趋正常，嘈杂之感已除，精神亦有舒展，唯感头昏，仍将原方加天花粉生津润肺，继续调理。

小结

糖尿病周围神经病变多发生在多年糖尿病的基础上，初期症状常不明显，或仅有肢端发凉、麻木、肤色改变等。其发病机制多以气阴两虚为本，复感寒湿之邪，阻滞经脉，气血凝滞，阳气不达四末，失于温煦；或阴损及阳，寒凝血滞，气血不能通达四肢，肌肉筋脉失于温煦濡养，故肢体发凉、冰冷、肤色苍白或紫黑；或久病入络入血，气血凝滞，经脉阻塞，气血不能通达肢末，则四肢末端失于濡养，故肢体发凉、麻木、疼痛。血瘀不散，故肢体皮肤有瘀斑，皮色紫红或青紫。糖尿病周围神经病变多出现于糖尿病的中后期阶段，以虚、损为主，在治疗中需要既抓住痰、瘀、寒等有形病理产物阻滞经络这一病理环节，又要注重改善机体气阴两虚及脏腑器官功能失调。在各名中医诊治本病中，具体用药虽非一致，然总体治法多为攻补兼施，标本同治，与本病总体病机相合。因此对于名中医治疗本病的具体思路及用药特色仍须仔细体会。

第十一章
名中医治疗糖尿病合并高血压案

1. 概述

糖尿病患者中高血压的发病率明显较高，一般糖尿病患者原发性高血压发生率为19%。而糖尿病患者未及时治疗则更易发生原发性高血压，发病率可占糖尿病的42.4%。故糖尿病患者并发高血压在临床治疗中需要注意及时诊断和对症用药。

高血压、糖尿病均是临床常见的代谢综合征，两种代谢类疾病的发病基础也相同。糖尿病患者合并高血压的原因有三方面。①患者血压调节异常：糖尿病患者自主神经功能因受代谢激素的影响会出现短暂异常，因此可导致患者夜间心跳加快，影响正常的血压水平。②内皮功能异常：糖尿病患者受短暂性高血压影响，引起患者氧化应激反应，致使超氧阴离子浓度增加，被灭活，最终导致其内皮功能下降、内皮受损。③脂质代谢紊乱：机体脂肪分布与血压有着明显的相关性，糖尿病患者脂质的保存代谢出现异常，从而影响患者血压水平。

基于整体观念和辨证论治思维指导之下的中医药治疗糖尿病合并高血压具有独特的优势，可以避免西药相互制约和矛盾之处，减轻西药不良反应，更重要的是中医药在对症治疗方面疗效独特，可以迅速缓解患者不适症状，调整患者整体状态。

2. 施今墨治疗糖尿病合并高血压案

病案 1

陈某，男，65 岁。

病史：患者于二十余岁即有口干多饮，尿频，善饥诸症。40 年来求治各地均诊断为糖尿病。病情时轻时重。近年来血压增高又患白内障，视物不清，大便秘结，空腹尿糖（+++），舌质黯，脉沉弦。中医辨证：糖尿病久，阴亏于下，阳亢于上，多次血压增高，下元愈虚，血压愈增。肝肾阴亏，久则及目。脉象沉弦，本元虚损已显，病久年高，宜用丸方图治，拟宣明黄芪汤加味。

处方：紫河车 60 克，五味子 30 克，党参 60 克，肉苁蓉 60 克，何首乌 60 克，生地黄 60 克，火麻仁 60 克，绵黄芪 30 克，麦冬 30 克，晚蚕沙 60 克，刺蒺藜 60 克，天冬 30 克，郁李仁 30 克，谷精草 30 克，川牛膝 30 克，磁朱丸 30 克，炒枳壳 30 克，杭菊花 60 克，干石斛 60 克，东白薇 30 克，杭白芍 60 克，野于术 30 克。上药共末，蜜丸重 10 克，早晚各服 1 丸，白开水送服。

二诊：前药连服 3 个月，屡检尿糖，均为阴性。血压已正常，唯视物仍觉模糊。再用丸方治之。处方：鹿胎膏 30 克，枸杞子 60 克，干石斛 60 克，谷精草 60 克，紫河车 60 克，生地黄 60 克，杭白芍 30 克，生黄芪 60 克，麦冬 30 克，玉竹 60 克，全当归 30 克。上药共研细末，蜜丸重 10 克，早晚各服 1 丸，白开水送服。

病案 2

钟某，男，24 岁。

病史：患者在某院检查血糖尿糖均高，时已 2 年，经常注射胰岛素。刻下症见：口渴，饮水甚多，全身乏力，头晕而痛，失眠尿多，血压为 150/90 mmHg。舌苔薄白，脉象寸旺尺弱。辨证立法：肾阴亏损相火妄炎，阴损于下，火炎于上，火烁津伤，遂致口渴思饮。心肾不交，则常失眠头晕。消耗日久，正气渐衰，全身乏力。寸脉旺则阳亢，尺脉弱为肾亏，当以滋肝肾之阴，消妄炎之火，养心安神并重，多服数剂，冀获疗效。

处方：生黄芪 30 克，朱茯神 10 克，刺蒺藜 12 克，怀山药 24 克，麦冬 10 克，白薇 6 克，枸杞子 15 克，五味子 10 克，怀牛膝 15 克，玄参 15 克，苍术 6 克，天花粉 6 克，瓜蒌子 6 克。引：鸡、鸭胰各 1 条煮汤代水煎药。

二诊：服药 19 剂，头晕痛及失眠均见好转，血压已降至 120/90 mmHg，渴饮尿多，尚未大效，仍本前法，再加药力。处方：生地黄、熟地黄各 10 克，生黄芪 30 克，黑玄参 15 克，山茱萸 12 克，山药 25 克，苍术 6 克，枸杞子 15 克，五味子 10 克，沙苑子 2 克，白薇 6 克，夏枯草 12 克，粉牡丹皮 6 克，瓜蒌子 10 克，天花粉 10 克。引：鸡、鸭胰各 1 条煮汤代水煎药。

三诊：前方连服 20 剂，除尚觉乏力之外，诸症均减，血压恢复正常，拟常方巩固。处方：紫河车 10 克，生地黄、熟地黄各 15 克，生黄芪 30 克，金毛狗脊 15 克，人参 12 克，怀山药 30 克，枸杞子 18 克，女贞子 10 克，朱茯神 10 克，玄参 15 克，五味子 10 克，麦冬 10 克，宣木瓜 10 克，鹿角胶（烊化兑服）10 克。

［祝谌予，翟济生.施今墨临床经验集 [M].北京：人民卫生出版社，2006.］

【评析】 糖尿病合并高血压属于消渴病合并眩晕的范畴。对于糖尿病合并高血压，中医学认为其主要病机特点为：病之本在于肝肾阴虚，阴阳失调，病之标为内生之风、痰浊、瘀血。以上 2 案是已故名医施今墨先生治疗糖尿病合并高血压的案例。施今墨认为糖尿病合并高血压，病机多为阴阳失调，阴亏于下，阳亢于上。治疗应以滋补肝肾为主，佐以潜阳。病案 1 患者有糖尿病病史四十余年，下元虚损至极，故血压高、便秘、视物模糊诸症均现，施今墨以丸药滋肾养肝以潜浮阳，服药 8 个月，不但尿糖消失，大便通畅，且血压也恢复正常，又进丸药 3 个月，以竟全功。病案 2 载为肾阴亏损，致相火妄炎，故宜滋阴降火，仿大补地黄丸方，另加白薇、夏枯草清肝，五味子、沙苑子滋肾；天花粉清热生津止渴。前后服药近 40 剂，症状逐次清除，血压也恢复正常，最后以益气养阳、滋补肝肾的方药巩固疗效，并加紫河车、鹿角胶等血肉有情之品，滋肾阴、补肾阳，以治其本。

3. 刘惠民治疗糖尿病合并高血压案

梁某，男，46岁。1959年4月8日初诊。

病史：患者10年前发现高血压，血压经常维持在180/130 mmHg左右，时感头晕头胀。2年前开始出现口干渴，饮水增多，每天达数暖瓶。尿量也大增，夜间尤其明显，每夜5～6次，无尿急、尿痛等不适。食量增加但仍有饥饿感觉，甚至时有心悸。曾检查空腹血糖为9.5 mmol/L，尿糖（+++）。西医诊断：糖尿病合并高血压，动脉硬化。经饮食控制及口服降糖药物等治疗，疗效不佳。刻下症见：形体较胖，面颊赫红，口干多饮，尿频量多，舌质红，苔白，脉沉弦细。中医辨证：肾虚胃燥，肝阳上扰。治法：补肾，养阴，清肝。

处方：何首乌15克，枸杞子12克，山茱萸10克，生地黄18克，天花粉20克，杜仲25克，槐实10克，益智仁10克，山药18克，白芍12克，泽泻10克，陈皮10克，白术12克，柏子仁10克，海藻12克。水煎服，每日1剂，分2次温服。

5月6日二诊：服药二十余剂，口干、口渴减轻，夜尿减少，现每夜仅1～2次，空腹血糖降至7.3 mmol/L，尿糖（+），精神较前好转，血压也较服药前下降。舌质淡红，苔薄白，脉沉细。改方继服，以资巩固。处方：何首乌15克，枸杞子12克，山茱萸12克，生地黄18克，天花粉25克，杜仲25克，槐实12克，益智仁12克，山药20克，白芍12克，柏子仁10克，白术12克，陈皮10克，泽泻10克，玉竹10克、海藻12克。服法同前，每日1剂。

［刘惠民．糖尿病 [J]．新中医，1977（5）：16-17.］

【评析】 本例糖尿病合并高血压患者，证属肝肾阴虚，肝阳上扰，治宜滋补肝肾为主，佐以清热平肝。方中山茱萸、枸杞子、何首乌、生地黄滋补肝肾之阴；白芍、杜仲、槐实养阴清肝，以平肝阳；生地黄、天花粉滋阴清热，生津止渴；白术、陈皮、海藻健脾化湿，清热化痰。诸药合用，滋肝肾，平肝阳，化痰湿，生津止渴，故对消渴病肝肾阴虚，肝阳痰浊上扰所致的眩晕有较好的作用。现代药理学研究表明，方中杜仲、槐实具有明显的降压作用，泽泻、何首乌、杜仲具有较好的降脂、抗动脉粥样硬化作用。

4. 景录先治疗糖尿病合并高血压案

🍅 病案 1

雷某，女，60 岁。1980 年 3 月 20 日初诊。

病史： 患者患高血压二十余年，近 1 年来多饮，每日饮水 5000 mL。经查血糖、尿糖在某院诊为糖尿病、高血压病。服用苯乙双胍无明显好转，求治于中医。刻下症见：头晕眼花，胸闷、气短，神疲肢软，失眠多梦，消瘦纳少，大便干结，溺多清淡，舌胖有齿痕，脉弦细。血压 180/110 mmHg，尿糖（+++）。中医辨证：气阴两虚，肝风内扰。治宜益气养阴，平肝潜阳。

处方： 参须 5 克，麦冬 12 克，煅牡蛎（先煎）15 克，牡丹皮 10 克，生地黄 12 克，怀山药 10 克，玄参 12 克，天花粉 12 克，葛根 12 克，钩藤（后下）12 克，刺蒺藜 12 克，菊花 10 克。水煎服，每日 1 剂。

二诊： 上方服 15 剂，饮水明显减少，小便量少，大便通畅，舌脉同前。血压 170/100 mmHg，尿糖（++）。仍宗上方减去天花粉、刺蒺藜、钩藤，加女贞子 10 克，枸杞子 12 克。

三诊： 上方续服 15 剂。口渴、多饮若失，小便量接近正常，血压 160/90 mmHg，仍头晕眼花，失眠多梦，气阴初复，虚风未平。处方：黄芪 15 克，怀山药 15 克，党参 12 克，煅牡蛎（先煎）15 克，麦冬 12 克，生地黄 15 克，玄参 12 克，山茱萸 6 克，枸杞子 12 克，粉葛根 12 克，天花粉 12 克，金刚刺 30 克。上方连服 20 剂，诸症消失，尿糖阴性，血压正常。

［王足明，凌可与．疑难病症中医治验 [M]．长沙：湖南科学技术出版社，1983.］

【评析】 本案为糖尿病合并高血压。中医为消渴病兼有眩晕。基本病机为气阴两虚，气不化津，津亏化燥而致阴虚阳亢。治宜益气生津滋阴潜阳。方用生脉散减五味子加菊花、刺蒺藜、牡蛎平肝息风，特别是方中之五味子易牡蛎，生津止渴，潜肝息风。三诊消渴症状基本消失，而尿糖定性未能转阴，于益气养阴生津剂中加入大量金刚刺服二十余剂，尿糖消失。金刚刺性味甘酸、平，据报道本药有降低尿糖作用，今验之临床果然有效。

病案 2

李某，女，64 岁。

病史： 患者于 1982 年因乏力，下肢水肿，心慌憋气，口干而就诊。经查血糖 15.7 mmol/L，尿糖（++++），血压 200/100 mmHg，心电图：ST-T 段改变。诊断为糖尿病、高血压冠心病，双下肢水肿原因待查。经服中西药物，效果不甚明显，1984 年 4 月来我院就诊。刻下症见：胸胁胀满，口苦咽干，渴而不饮，全身无力，嗜睡，但睡而不实，头晕，心悸，下肢水肿，常有太息，易急善怒，大便时干时稀，纳谷不香。检查：形体肥胖，颜面虚浮，下肢指凹性水肿，舌质黯红、苔黄黏腻，脉沉弦滑。血压 200/120 mmHg，血糖 22.4 mmol/L，尿糖（++++）。西医诊断同前，中医辨证：肝气郁滞，痰气互结，阻于中焦，致清阳不升，浊阴不降。原用的降糖降压药继服，中药拟疏肝解郁、理气化痰。

处方： 柴胡、枳壳、枳实、厚朴、木香各 10 克，陈皮、半夏、竹茹各 10 克，云茯苓 20 克，天花粉 30 克，丝瓜络 10 克，桂枝 6 克，葛根 10 克。每日 1 剂，水煎分 2 次服。

二诊： 上方服 7 剂，头晕、心悸好转，余症同前，唯苔薄黄而粗，为痰气交阻，郁而化热之势，宗原方去辛燥之桂枝、陈皮，加生地黄 30 克，石斛 30 克，以助滋阴。

三诊： 服上方 7 剂，诸症减轻，仍乏力、头晕，舌黯红，苔薄黄，脉弦，宗上方减半夏、云茯苓、木香，加柔肝养血之当归、白芍各 10 克。

四诊： 服上药 7 剂，诸症消失，自觉精神体力好转，舌黯红，苔薄白，脉沉细。血糖 9.4 mmol/L，血压 150/100 mmHg，尿糖（±），改服本院自制的益气止消丸。每次 1 丸，每日服 2 次；牛黄降脂丸，每次 6 克，每日服 2 次，巩固疗效，随访至今，病情稳定。

[王足明，凌可与. 疑难病症中医治验 [M]. 长沙：湖南科学技术出版社，1983.]

【评析】 糖尿病性高血压的病机，主要是阴虚阳亢，虚阳上越或痰郁互结，化热上扰清窍。本案患者形体素丰，舌苔黄腻为痰浊内阻的征象。痰浊中阻，气机升降出入受阻，肝失条达，气机郁滞则见胸胁苦满，口苦脉弦；痰浊阻滞经络，清阳不升，则见目眩。痰湿困脾，肝郁气滞，脾失健运，水湿不化，泛溢肌肤，而为水肿。证属痰气交阻，肝郁脾虚。治当疏肝健脾，理气化痰。方中四逆散疏肝解郁，二陈汤加厚朴、木香、丝瓜络健脾化湿，理气化痰，通经活络。诸药合用使肝气条达、脾气健运、痰浊化、经络通，而诸症减轻，血糖、血压都有明显下降。

小结

糖尿病和高血压均是人群常见病和多发病，两种疾病可以并存也可以相互先发。糖尿病患者如果没有得到合理治疗，出现合并症的机会较大，其中合并高血压较为常见。

糖尿病合并高血压主要由于糖尿病迁延日久，阴损及阳，致气阴两虚、肝肾阴虚、阴阳俱虚，阴虚则肝阳上亢，肝风内动；气虚则脾胃运化失健，聚湿为痰，痰浊中阻，再夹肝风而致风痰上扰，痰湿阻滞脉道，气机不畅，血脉不利，脉络气血必然瘀滞，津亏也必致血瘀；气阴亏虚则帅血无力，必致血行迟滞，即所谓"气虚血瘀"。总之，糖尿病合并高血压的病因与先天因素、饮食不节、情志失调、年老久病均有密切关系，其发病与脾胃、肝、心、肾等脏腑功能失调有关。病之本为阴阳失调，病之标为内生之风阳、痰浊、痰火、瘀血。

本病证型一般可分为肝阳上亢型、风痰上扰型、气滞血瘀型、气阴两虚型、肝肾阴虚型、命门火衰型。肝阳上亢证方用天麻钩藤饮合增液汤加减，风痰上扰证方用半夏白术天麻汤合三仁汤加减，气滞血瘀证方用血府逐瘀汤合生脉饮加减，气阴两虚证方用生脉饮合增液汤加减，肝肾阴虚证方用杞菊地黄丸加减，命门火衰证方用金匮肾气丸合二仙汤加减。杨英武提出肝阳上亢证用龙胆泻肝汤，阴虚阳亢证用天麻钩藤饮合杞菊地黄丸，肝肾阴虚证用知柏地黄汤加味，阴阳两虚证用酸枣仁汤加味。中医名家治疗本病的思路及用药更具特色，因此，在临床治疗上可根据疾病分型灵活选用药方进行辨证论治。

第十二章
名中医治疗糖尿病合并冠心病案

1. 概述

糖尿病合并冠心病是指在 2 型糖尿病的基础上进展发生冠心病，也指在已发生冠心病基础上合并 2 型糖尿病的一种临床综合征。现代中医学者将糖尿病合并冠心病归为消渴胸痹、消心病、糖心病等范畴。《伤寒论辨厥阴病脉证并治》载："消渴，气上撞心，心中疼热"；巢元方《诸病源候论》言："消渴重，心中痛"。近年来，糖尿病合并冠心病相关领域的研究越来越多，中医认为糖尿病合并冠心病的病机主要为虚实夹杂，本虚以气阴两虚为本，日久出现心肾或心脾阳虚，邪实包括气滞、血瘀、寒凝、肝火、水湿、痰浊等，诸邪蕴积成毒，毒损心络。

2. 祝谌予治疗糖尿病合并冠心病案

周某，男，50 岁。1972 年 12 月 25 日初诊。

病史：患者患糖尿病已 2 年。口干思饮，汗多，尿多，头晕痛，心前区闷痛（原有冠心病），舌红唇黯，舌苔白腻，脉弦滑。血压 156/95 mmHg，空腹血糖 15.1 mmol/L，尿糖（＋＋＋＋）。中医诊断：消渴病。辨证：燥热伤阴，血脉不和。治法：滋阴清热活血。

处方："温清饮"加味。黄芩、黄柏各 10 克，黄连 6 克，栀子 4.5 克，川芎 6 克，当归 10 克，生地黄、白芍、生黄芪、苍术、玄参各 15 克，山药 12 克。水煎服，每日 1 剂。

二诊：服上方 10 剂，血压降至 130/90 mmHg，心前区已不痛，但仍胸闷，腰痛，夜尿多。口干思饮，但饮水量已减少，睡眠欠佳，心慌烦躁，大便溏，日二三次。舌红苔腻，脉弦。处方：生黄芪、苍术、玄参、太子参各 15 克，山药 12 克，天冬、麦冬各 10 克，五味子 10 克，生地黄 30 克，葛根 15 克，制何首乌、芡实、川续断、补骨脂、黄柏各 10 克。

三诊：上方服 10 剂，疲劳感大为好转。口干但饮水量少。腰痛减，睡眠差，尿糖（＋＋＋＋）。继服上方。

四诊：服上方 10 剂，诸症均减，空腹血糖 18.4 mmol/L，尿糖（＋＋），舌黯，苔腻，脉沉细。前方加绿豆 12 克，继服。

五诊：患者出差 1 个月，坚持服药，回京后检查，空腹血糖 6.99 mmol/L，尿糖（＋），血压 135/88 mmHg。心前区无疼痛，时有胸闷，睡眠好，头晕痛已消失，体力日增，精神健旺。舌偏黯，脉弦。处方：太子参、党参、生黄芪、黄精、茯苓、芡实、女贞子、墨旱莲、五味子、补骨脂各 30 克，玄参 60 克，天冬、麦冬各 30 克，苍术、白术各 30 克。上药共研细末。山药 500 克打糊为丸，如梧桐子大，早、晚各服 10 克。

服丸药 40 日后，空腹血糖 6.2 mmol/L，尿糖（－），精神健旺。再配丸药一料，巩固疗效。

［董振华 . 祝谌予治疗糖尿病慢性并发症的经验 [J]. 新药学杂志，1979，29（1）:98.］

【评析】 本例为糖尿病合并高血压、冠心病的患者，证属阴虚燥热、心脉瘀阻。心脉瘀阻则胸闷胸痛。治当滋阴清热，活血通脉。方中针对燥热炽盛，选用黄芩、黄连、黄柏、栀子苦寒直折，清泻三焦之火，以除燥热；生地黄、玄参、白芍滋阴清热，凉血平肝，以防苦寒伤阴；当归、川芎活血通脉。药后燥热得除，而见心悸、胸闷、口干、乏力等气阴两伤证候，故改用生脉散合黄芪、黄精、二冬益气养阴；何首乌、芡实、川续断、补骨脂、女贞子、墨旱莲滋补肝肾之阴，佐黄柏以清热。诸药合用，益气阴，滋肝肾，清燥热，使气阴得复、燥热得除，故口干、乏力、头晕、头痛等诸症悉平，血糖、血压趋于稳定。

3. 李育才治疗糖尿病合并冠心病案

杨某，男，56岁。

病史：患者患糖尿病4年，经治疗效果不显，来院治疗。素有冠心病，口干舌燥，消瘦乏力，口渴饮水不多，心烦意乱，恶心，喜卧嗜睡，胸和肢体疼痛，晨起颈部多汗不止。舌黯淡，苔白腻，脉弦数。空腹血糖254 mg%，尿糖（+++），尿酮体（++）。四诊合参，证属血热兼瘀，气阴两伤。治宜清热解毒，活血化瘀，益气养阴。

处方：黄芩、黄连、栀子、黄柏各15克，生地黄、熟地黄各25克，赤芍、川芎各15克，当归20克，黄芪40克，山药20克，玄参30克，苍术15克，丹参30克，红花、益母草各15克，4剂。并要多饮水，有利于排出尿酮体。

药后恶心，心烦意乱，嗜睡等症消失，但仍头昏乏力，胸及肢体疼痛，多汗。空腹血糖208 mg%，尿糖（±），尿酮体（-），再施以益气养阴，清热活血，培补脾肾之法。处方：黄芪、山药各40克，玄参30克，苍术15克，生地黄、熟地黄各25克，麦冬、党参、五味子各15克，生牡蛎（先煎）40克，茯苓20克，丹参30克，葛根20克，红花、益母草各15克。

以上方为主加减进退调治24天，服药16剂，诸症悉平，略感乏力。空腹血糖161 mg%，尿糖（+），尿酮体（-）。病已好转，上方去牡蛎，加天花粉30克，配制水丸，每服15克，每日3次，以巩固疗效。2个月后复查空腹血糖117 mg%，尿糖（±），尿酮体（-），已上班工作。

［李育才，王耀辉，初淑华，等.应用温清饮治疗糖尿病的体会[J].辽宁中医杂志，1987（1）：18-19.］

【评析】 糖尿病性心脏病的临床特点如下。①休息时心动过速，一般心率每分钟超过90次。有时可达130次/分。而心率增快较固定，不易受各种反射所影响。产生心动过速的原因，是由于糖尿病早期可累及迷走神经，使交感神经处于相对兴奋状态。②无痛性心肌梗死，由于自主神经损害，糖尿病患者发生心肌梗死时症状常不典型，据统计，42% 可无痛，仅有恶心、呕吐、充血性心力衰竭，或心律不齐，或心源性休克，易于漏诊、误诊。③直立性低血压，可能由血压调节反射弧中传出神经损害所致。当患者从卧位起立时如收缩压下降 >30 mmHg 称为直立性低血压。④猝死，糖尿病性心脏病患者偶因各种应激、感染、手术麻醉等因素而导致猝死。临床上呈心律严重紊乱或心源性休克，起病突然，有的患者仅感短暂胸闷心悸，迅速发展为严重休克或昏迷状态。本案系老年患者，素有冠心病、糖尿病病史 4 年，病程较长，病情也较为复杂，据其心烦、胸部和肢体疼痛、颈部多汗、舌黯淡、脉弦数，当属血热兼瘀；而口舌干燥、口渴、消瘦乏力、喜卧嗜睡则为气阴两虚。属血燥热炽型糖尿病，故先予清热解毒活血以消除血分燥热；再予益气养阴。方中三黄、栀子清热泻火解毒；赤芍、川芎、当归、丹参、红花、益母草活血祛瘀；玄参清热解毒养阴；黄芪、山药健脾益心气；苍术健脾燥湿。药后症状稍减，以益气养阴、清热活血、培补脾肾立论，此乃李育才等遵从祝谌予教授之"气阴两虚，脾肾虚损"为治，选用黄芪、山药、党参、茯苓健脾益气，苍术健脾燥湿；二地补肾养阴，麦冬、五味子、葛根养阴生津；玄参解毒养阴；牡蛎敛汗；丹参、红花、益母草活血祛瘀。后改为丸剂以巩固疗效。现代药理学研究证实，茯苓、葛根、天花粉、熟地黄、五味子、麦冬、黄芪、苍术具有降低血糖的作用。

4. 程光照治疗糖尿病合并冠心病案

患者，男，56 岁。1993 年 8 月 12 日初诊。

病史：患者 1989 年查体时发现糖尿病，未予正规治疗。半年前消瘦乏力加重，伴头晕、胸闷不适针刺样胸痛阵作。心电图示冠状动脉供血不足，诊断为冠心病，服心血康等，效果不明显。刻下症见：上症皆具，且睡眠不宁，夜间少汗，口干不欲饮水，大便干，小便稍多，饮食可。舌黯红有瘀点，苔薄少津，舌下静脉青紫、脉沉细弱。空腹血糖 12.33 mmol/L，尿糖（++），血压 165/94 mmHg，心电图：Ⅱ、Ⅲ、aVF、aVR 之 ST 下移均 ≥ 0.05 mV，辨证为心气阴不足、瘀阻心脉之胸痹。治以益心气养心阴，活血通脉。

处方：生脉散合丹参饮，水煎服。并服消渴丸，每次 10 片，每日 3 次。

15 剂后，症状减轻，睡眠好转。服 30 剂，空腹血糖 10.48 mmol/L，尿糖（＋），心电图好转。原方又服 30 剂，心悸、胸闷消失，胸痛偶尔发作，精神好。空腹血糖 8.79 mmol/L，尿糖（－），心电图各导联 ST 均 <0.05 mV，血压 150/90 mmHg。病情稳定，嘱服消渴丸与心可舒以巩固疗效。

[程光照，李继功，张本夫. 治血化瘀结合辨病辨证治疗糖尿病并发症 [J]. 山东中医药大学学报，1997（5）：42-44.]

【评析】 据报道，有学者认为消渴病心病，其病位在心，其发病与肝、肾、肺、胃（脾）诸脏腑有关，是在肺脾肝肾气血阴阳失调的基础上，出现心气、心阴、心血、心阳不足和虚衰，导致气滞、血瘀寒凝等痹阻心脉。基本病机为气阴两虚，痰瘀互结，心脉痹阻糖尿病与冠心病同为老年病，两者互为因果，常同时存在。老年人气血瘀阻、动脉硬化是形成血瘀的主要条件，高脂血症是血瘀形成的物质基础，糖、脂肪、蛋白质代谢失常又是高脂血症的病理根源。活血化瘀、益气养阴、温阳通脉是糖尿病合并冠心病的治疗大法。本案患者以心气心阴不足、瘀阻心脉为发病机制，故以益心气养心阴，活血通脉为法。益心气养心阴是标本兼顾之法，气得补则帅血以行，津血充则血行通利，又有活血化瘀药使瘀化血活，故对糖尿病性冠心病颇为适宜。

5. 李良治疗糖尿病合并冠心病案

 病案 1

郑某，男，64 岁。

病史：患者 1975 年曾患后壁心肌梗死，住院治疗月余好转出院。1979 年 2 月发现糖尿病，经中西医治疗 2 年余，病情有加重趋势，于 1981 年 3 月 1 日来诊。刻下症见：胸闷胸痛，情绪不佳时症状加重，头痛，视物昏花，上肢及肩部疼痛，疲乏无力，下肢酸软，小便频数，大便干燥。查空腹血糖 14.3 mmol/L，尿糖（＋＋＋），ECG: 陈旧性后壁心肌梗死。双脉弦大，舌质黯苔薄。西医诊断：糖尿病（2 型），糖尿病合并冠心病、心绞痛、陈旧性心肌梗死。中医辨证属气虚血瘀，肝肾阴虚，宜益气化瘀，滋补肝肾。

处方：黄芪 50 克，山药 30 克，苍术 12 克，丹参 30 克，鸡内金（研末吞服）12 克，全瓜蒌 30 克，薤白 15 克，山茱萸 20 克，枸杞子 30 克，玄参 30 克，菊花 20 克，生龙骨（先煎）、生牡蛎（先煎）各 30 克，蝉蜕 12 克。

4 月 24 日二诊：停服西药，上方服 35 剂，除上肢与肩肘有疼痛外，余症皆消失。多次查尿糖均为阴性，双脉小弦，舌质稍黯。宜益气养阴，滋补肝肾，活血祛风。处方：黄芪 50 克，生山药 30 克，天花粉 30 克，生地黄 30 克，玄参 30 克，山茱萸 20 克，五味子 9 克，鸡内金（研末吞服）12 克，生龙骨（先煎）、生牡蛎（先煎）各 30 克，苍术 12 克，玄参 30 克，独活 9 克，五加皮 15 克。

5 月 10 日三诊：服上药 15 剂，自觉无所苦，查空腹血糖 6.6 mmol/L，尿糖阴性，脉象平，舌质稍黯，拟以下方（验方）巩固疗效：人参 100 克，三七 100 克，琥珀 50 克，共为细末，每次服 2 克，每日服 3 次，早、中、晚温开水送服。

［李秀才 . 糖尿病的中医治疗 [M]. 北京：科技文献出版社，2007.］

【评析】　糖尿病合并冠心病者临床颇多，它目前是糖尿病的主要死亡原因。本案是由气虚血瘀，肝肾阴虚所致。故初诊选用黄芪、山药、苍术、丹参、鸡内金益气健脾化瘀；全瓜蒌、薤白一寒一温通阳散结，下气化痰；山茱萸、枸杞子、玄参、菊花、生龙骨、生牡蛎滋补肝肾，潜阳明目；蝉蜕解痉以缓解诸痛。诸药合用共奏益气化瘀、滋补肝肾之功，使体质得以恢复，病症大为减轻。用益气养阴，滋补肝肾，活血祛风之法而使诸症悉除。本案所用瓜蒌，不但可止渴、润肺、化痰、滑肠，而且有舒郁之功能。《重庆堂随笔》记载："瓜蒌实润燥干结，荡热涤痰，夫人知之而不知其舒肝郁，润肝燥，平肝逆，缓肝急之功有独擅也，魏玉璜先生言之最详。"古人临床用瓜蒌实治疗胸痹真乃经验之谈。用人参、三七、琥珀而巩固疗效，该方具有增加冠状动脉血流量，减轻心肌耗氧量，增强侧支循环的作用。三味药合用可益气化瘀安神，使气血调和，阴平阳秘。

🍅 **病案 2**

马某，男，64 岁。

病史： 患者因阵发性胸闷胸痛半月余，加重 4 ～ 5 小时入院。既往有糖尿病病史 8 年，冠心病、高血压病病史 7 年。入院时症见：胸闷胸痛，心前区压榨感，头晕，乏力，汗出，口干，心烦眠差，舌黯红，苔白厚少津，脉细滑。实验室检查：空腹血糖 13.8 mmol/L。心电图：V_1-V_5 ST 段抬高，弓背向上，与直立的 T 波形成单向曲线，Ⅱ、Ⅲ、aVF ST 段压低，示急性心肌梗死。入院诊断：西医：冠心病，急性广泛前壁心肌梗死，糖尿病（2 型）。中医：消渴病，消渴病性心脏病（真心痛），证属气阴两虚，痰瘀痹阻。中西医结合治疗，在心电监护下，静脉滴注极化液及中药丹参注射液、生脉散，口服苯乙双胍、优降糖、异山梨酯。中药拟清心化痰，理气活血。

处方： 黄连 6 克，瓜蒌 10 克，半夏 10 克，茯苓 12 克，太子参 15 克，丹参 20 克，赤芍 15 克，郁金 10 克，枳壳 10 克。每日 1 剂，水煎分 2 次服。

上方服 3 剂，胸闷痛、心烦减轻，仍感乏力、口干，大便偏干，舌苔黄少津。脉沉细滑。入院后第 3 天已停静脉滴注液体，改中药口服为主。拟清热化痰，滋阴生津。宗原方加生石膏（先煎）30 克，生地黄、玄参各 20 克，酒大黄 10 克。继服 4 剂。大便通畅，睡眠好，无胸闷憋气，口干不明显，仍感体倦乏力，舌质黯，苔白，脉沉细。入院 1 周后，心电图复查：V_1-V_5 的 ST 段逐渐下降至等电线，T 波倒置，V_4、V_5 呈 QS 型，SGOT 正常。治疗以中药为主，拟益气养阴，活血通脉治疗。处方：党参 15 克，黄芪 15 克，麦冬 10 克，生地黄 30 克，丹参 20 克，赤芍 15 克，郁金 20 克，佛手 10 克，黄精 20 克，太子参 15 克，川芎 10 克，瓜蒌 10 克，牡丹皮 10 克，水煎服，每日 1 剂。

上方服 3 周诸症基本消失，SGOT 正常，心电图稳定，空腹血糖 8.1 mmol/L，尿糖（－）。病情稳定，出院门诊治疗。

【评析】 本案患者患糖尿病多年，并发心血管病变而致冠心病心绞痛。入院后的前 8 天，予心电监护，静脉滴注极化液与利多卡因，心电监护通过严密观察心率、心律、血压、症状及体征，对及时发现和处理严重心律失常的先兆、心源性休克和左心衰等严重并发症，降低其病死率具有极其重要的作用。静脉滴注利多卡因对预防室性心律失常有一定作用。中药治疗开始针对气阴两虚、痰瘀互阻的特点，采用生脉散、丹参注射液静脉滴注，以益气养阴，生津止汗，活血通脉，配合中药清心化痰，理气活血，通阳止痛。方中黄连苦寒清热泻心火，半夏化痰散结，瓜蒌通阳宽胸，清热化痰，三药合用为小陷胸汤，具有清热化痰、宽胸散结的作用；配合太子参益气养阴，丹参、赤芍、郁金、枳壳理气活血。药后胸闷痛减轻，但口干、便干如故，舌苔变黄，拟加强滋阴清热作用，加生石膏清热生津止渴，生地黄、玄参、酒大黄滋阴增液通腑，有增液承气之意，故服药四剂，口干、便干消失，舌苔由黄变白，仍感乏力倦怠。后改益气养阴、活血通脉治疗，诸症好转，疾病日趋康复。

小结

糖尿病合并冠心病缘于消渴病久治不愈，进一步发展演变而成。糖尿病合并冠心病主要病机为肺脾肾阴虚燥热，不断耗气伤阴，进而涉及于心，致心脏气阴耗伤，心体受损，心用失常，心脉瘀阻，心神不安，遂形成糖尿病合并冠心病。另外，脾虚痰湿内生，痰气互阻，心脉不通，也可形成糖尿病合并冠心病。糖尿病合并冠心病证属本虚标实、虚实夹杂，病位在心，与肺、脾、肝、肾等脏腑关系密切。本病在糖尿病阴虚为本基础上兼痰浊、血瘀、寒凝，因虚致实，虚实夹杂。主要证型及治法如下。①痰阻血瘀型：症见心胸疼痛，甚则引及肩背，痛有定处，胸憋气闷，头晕倦怠，肢体重着，舌体胖，质黯淡，苔白腻，脉弦滑。治以燥湿化痰。方用温胆汤合失笑散加减。②寒凝血瘀型：症见心胸疼痛，甚则心痛彻背，背痛彻心，病甚则四肢厥逆，气短喘促，唇舌紫黯，苔薄白，脉沉迟或结代。治以通阳宣痹，化瘀止痛。方用瓜蒌薤白桂枝汤加味。③肾阳虚寒型：症见心胸作痛，胸闷憋气，心悸怔忡，气喘不得卧，动则喘甚，心下痞满，大汗淋漓，四肢厥冷，头晕目眩，甚则晕厥，尿少身肿，舌体胖大，唇舌紫黯或有瘀斑，苔白腻，脉细微或结代。治以温阳利水。方用真武汤加味。以上为本病最常见的证型及治法，而中医名家治疗本病的思路及用药更具特色，值得进一步深入体会。

第十三章
名中医治疗糖尿病合并脑血管病案

1. 概述

糖尿病患者脑血管病发生率是非糖尿病患者的 1 倍以上，据国外 2254 例脑血管病病例分析，糖尿病患者占 20% ～ 30%。目前，糖尿病性脑血管病与糖尿病心脏病、糖尿病肾病已成为糖尿病死亡的三大主要原因。消渴病是中老年人的常见病、多发病，基本病机为阴津亏耗，燥热偏盛。病程迁延，阴损耗气，燥热伤阴耗气而致气阴两虚。另外，热灼津亏，血液浓缩，气虚运血无力而致血流瘀缓，脉络瘀阻。若脑脉瘀阻，脑窍失养则为中风偏瘫。

糖尿病性脑血管病与非糖尿病性脑血管病在临床类型上无特异性差别，但糖尿病性脑血管病有以下临床特点：一是除少数呈短暂性脑缺血发作、蛛网膜下腔出血外，主要以脑梗死、脑血栓形成的缺血性脑血管病为多，而脑出血较少。在脑梗死中，糖尿病为非糖尿病患者的 2 倍以上，而在脑出血中，则糖尿病为非糖尿病患者的半数以下。二是在脑梗死中以中小梗死和多发性梗死为多，以椎—基底动脉系统支配的小脑、脑干和大脑中动脉支配的皮质和皮质下部位较多，也有以视丘、基底节特别是脑干的旁正中穿支的血管供应区损害多见者，其中脑桥底部的软化灶为非糖尿病患者的 3 倍。糖尿病合并脑血管病表现为肢体麻木，或口角歪斜，或半身不遂，或言语不利，属中医中风的范畴。

2. 任应秋治疗糖尿病合并脑血管病案

🍅 病案 1

金某，女，57 岁。

病史： 患者因多饮、多食 5 年，右半身麻木 1 个月，于 1991 年 5 月间住院。1985 年患者查体时发现空腹血糖 10.6 mmol/L，尿糖（++++），诊为糖尿病。予饮食控制及口服降糖药治疗，优降糖 2.5 mg，苯乙双胍 25 mg，每日 3 次，血糖曾恢复正常，后因不能严格控制饮食，血糖一直控制不理想，空腹血糖持续 11.2 mmol/L 以上。1991 年 4 月 3 日，无明显诱因，出现右半身麻木。入院时症见右半身麻木，无肢体活动障碍，口干多饮，口苦黏腻，倦怠乏力，少气懒言，小便黄，大便干结，舌质黯红，苔薄白，脉沉细无力。查体：呼吸 20 次 / 分，心率 86 次 / 分，律齐，血压 150/83 mmHg。神志清楚，瞳孔等大等圆，对光反射灵敏，右半身浅感觉稍差，肌力 V 级，病理征未引出。头颅 CT 扫描提示：左侧基底节区腔隙梗死。西医诊断：糖尿病，糖尿病合并脑梗死。中医诊断：消渴病，消渴病脑病。辨证：气阴两虚，血脉瘀阻。治法：益气活血，滋阴通络。

处方： 补阳还五汤加减。黄芪 30 克，桃仁 10 克，红花 10 克，川地龙 30 克，川芎 15 克，赤芍 15 克，当归 5 克，穿山甲 10 克，皂角刺 10 克，玄参 20 克，木瓜 30 克，片姜黄 10 克，酒大黄 8 克。水煎服，每日 1 剂，分 2 次服。同时配合丹参注射液 40 mL，每日 1 次静脉滴注，消渴丸 10 粒，每日 3 次口服。

经治 2 月余，患者右半身麻木感觉明显好转，口干多饮症状减轻，出院时空腹血糖 8.01 mmol/L，尿糖（+）。

🍅 病案 2

陈某，男，50 岁。1973 年 2 月 24 日初诊。

病史： 患者素有口干口渴，多饮多尿病史。20 天前睡觉醒来，想翻动身体，即觉手足不灵活，勉强从右侧翻到左侧，随即口角歪斜，说话费力，发音不清，手足左半部正常，右半部呈弛缓性瘫痪。素无高血压病史。经某医院诊断为脑血栓形成，住院半个月，疗效不显，后服中药治疗。脉弦细而数，舌质红，苔薄少津，胸闷心烦，咽干口苦思饮，饮多尿多，小便色深。乃阴虚阳亢、内风暗动、经脉血滞之候，即引制豨莶至阴汤，以治中风的阴虚证。

处方：制豨莶草 30 克，干地黄 9 克，盐知母 12 克，当归 10 克，枸杞子 9 克，炒赤芍 12 克，龟甲（先煎）6 克，牛膝 6 克，甘菊花 9 克，郁金 9 克，丹参 9 克，连翘、栀子、天花粉各 9 克。水煎服，每日 1 剂。

服上药 3 剂，烦热退，语言清，口角歪斜也有改善，是心经之热已退，而经筋中所滞之血热，尚未清彻也。复于方中去连翘、栀子，加用橘络 6 克、广地龙 3 克，连服 7 剂，瘫痪恢复正常，手足活动正常。唯舌质尚红，脉仍弦细，阴虚尚待继续滋养，改用六味地黄丸，连服 10 剂完全恢复。

［任应秋 . 临证点滴 [J]. 陕西新医药，1977（2）：42-46.］

【评析】 任应秋认为中风辨证的两大关键在于阴虚与阳虚，因为两证的根本原因，都是由于正气大虚，转运无权，无以自主，若猝为时令升降敛散之气所影响，将不能适应其变化而引发中风。在治疗上一般阳虚证药取其气，味重在辛；阴虚证药取其味，味重在酸，而总须重佐之活血，因为阳虚血必凝，不活血无以拨其机；阴虚血必滞，不活血无以通经气。任应秋创立制豨莶至阴、至阳两方，以分治中风阳虚、阴虚证，本例患者消渴病多年，燥热伤阴耗气，而致气阴两虚，且以阴虚为主，证属阴虚阳亢，内风暗动，经脉血滞。故用制豨莶至阴汤滋补肝肾，平肝潜阳，活血化瘀通络。方中制豨莶草为君，辅以滋养肝肾之品，又佐以活血通络诸药，组方严谨，用量轻重有度，又加之随证酌情而变药，故临床每用辄效。

3. 肖燕倩治疗糖尿病合并脑血管病案

张某，女，62 岁。1995 年 8 月初诊。

病史：患者原有高血压、高脂血症病史 8 年。半个月前突发偏瘫，诊断为脑梗死、糖尿病，经西医急诊治疗，病情渐趋平稳。就诊时神清痿软，左侧肢瘫，手足麻木，头晕口干，夜尿频多，舌胖面黯，苔薄腻，脉沉细。血压 150/90 mmHg，血糖 11.8 mmol/L。辨证属肝肾气阴双亏，痰瘀阻痹经络。治法：

育养肝肾气阴，化痰活血通络。

处方： 黄芪 30 克，当归 12 克，川芎 9 克，水蛭 9 克，地龙 12 克，生地黄 15 克，玄参 15 克，葛根 30 克，苍术 9 克，天麻 9 克，钩藤（后下）18 克，菖蒲 9 克，泽泻 30 克，泽兰 15 克。加减治疗 2 个月，左侧肢体功能逐渐恢复，其他症状、体征亦改善，血压、血糖稳定。

［肖燕倩 . 糖尿病辨治四要 [J]. 上海中医药杂志，1998（8）：24-25.］

【评析】 有关中医药防治脑血管病的研究甚多，但中医药防治糖尿病合并脑血管病的报道较少。通过大量糖尿病合并脑血管病的临床观察并综合古今文献，认为本病的基本病理为气阴两虚，痰瘀互结，脑脉瘀阻。治疗多采用辨证论治，综合治疗。消渴病阴虚燥热的病理机制，终致气阴或阴阳俱虚。本例患者花甲之年，又患消渴病多载，气血肝肾亏虚，气不足而致血瘀；燥热久稽，炼津为痰，阴亏血少而致瘀；气虚滞涩，或阳虚不行，痰瘀更为难化，终致诸症。痰瘀虽为两种不同的病理因素，然于消渴变证中每每相兼夹杂。本型常见于中老年糖尿病合并心脑血管疾病，或并发糖尿病周围神经炎、糖尿病肾病等患者，治疗宜养化齐施。所谓"养化"，寓滋阴养血、益气温阳以化瘀蠲痰之意。临证须辨证与辨病相参，视病情酌选生脉饮、补阳还五汤、半夏白术天麻汤及肾气丸加减，其中水蛭一味，人们常畏其力峻，但却证效颇捷。

4. 蔡春华治疗糖尿病合并脑血管病案

瞿某，男，67 岁。1990 年 10 月 15 日初诊。

病史： 患者 4 年前因口渴、多饮、多尿、多食，经某医院诊为糖尿病。最近因心情不畅，少量饮酒，又出现口渴多饮，食欲不振，时有头昏，尿多清长，左侧半身麻木重滞，舌质黯红苔白，脉弦细，血压 188/105 mmHg，尿糖（+++），空腹血糖 10.6 mmol/L。心电图：T 波改变，提示心肌缺血。血脂分析：三酰甘油 2.58 mmol/L，胆固醇 8.86 mmol/L／。西医诊断：2 型糖尿病、脑血栓形成、高血压。中医诊断：消渴、中风。证属气阴两虚，血瘀阻络。治宜活血通络，以益气养阴。

处方：丹参 30 克，鬼箭羽、郁金、人参、当归各 10 克，水蛭 3 克，牛膝、赤芍各 15 克，黄芪 40 克，生地黄、麦冬各 20 克。水煎服，每日 1 剂。

服药 12 剂后诸症缓解，继服 15 剂后，除肢体稍麻木重滞外，其他症状消失，并给服硝苯地平、复方罗布麻片，按说明服用。复查空腹血糖 7.9 mmol/L，尿糖（＋），原方黄芪改为 50 克，再服 20 剂，复查空腹血糖 6.5 mmol/L，尿糖（－），血脂分析：三酰甘油 1.64 mmol/L，胆固醇 4.87 mmol/L，改服丹参片、硝苯地平、消渴丸以巩固疗效，停服中药，随访 1 年未见明显不适。

［蔡春华. 糖尿病从瘀论治探要 [J]. 陕西中医，1995（5）：212−213.］

【评析】　消渴证的发病机制，历代医家多从阴虚燥热方面认识，其治疗法则亦多采用滋阴清热生津之法。治疗方面，除严格控制高血糖和各种代谢异常外，原则上与非糖尿病性脑血管病患者相同，但有以下几点应注意。①当糖尿病性脑血管病与非糖尿病性脑血管病所引起的"应激性糖尿"难以鉴别时，应首先纠正高血糖，待病情稳定后再做糖耐量试验或血糖检查以明确诊断。②在脱水治疗、鼻饲高蛋白饮食时易产生酮血症和高渗性昏迷，因而纠正高血糖和血容量异常以及适当补液是十分重要的。但瘀血致发消渴病的病理因素及其机制，也越来越引起临床医家们关注。从本案所述的理法方药，也不难看出这一点。蔡春华经临床证实，大多数糖尿病患者，尤其是合并症患者均不同程度地具有瘀血指征。故蔡春华主张治疗须改变单纯从阴虚燥热论治的传统观点，应重视、确定活血化瘀法在糖尿病治疗中的重要地位。蔡春华认为活血化瘀不仅能改善患者的瘀血症状，而且能改善糖、脂肪代谢，以及血液黏稠度，使糖尿病各种血管、神经并发症的症状同时得到改善。

5. 赵晶治疗糖尿病合并脑血管病案

🍅 病案 1

王某，女，61 岁。

病史：患者 1995 年 2 月 17 日因右侧肢体麻木无力，语言欠流利 3 天收住院。既往有糖尿病病史 6 年，其最高血糖曾达到 18.9 mmol/L，服优降糖 5 mg，苯乙双胍 50 mg，每日 2 次，血糖控制不好。本次住院时血糖为 124 mmol/L，血压 165/105 mmHg，胆固醇 6.76 mmol/L，三酰甘油 2.03 mmol/L，尿素氮、肌酐正常，血流变检查血液黏稠度和红细胞压积增高，头颅 CT 检查为左内囊前支腔隙性脑梗死。刻下症见：头晕，口干思饮，纳呆，右侧肢体麻木无力，但运动无障碍，记忆力减退，语言欠流利，大便干，小便利。脉弦滑，舌苔黄微腻，舌质紫黯。口服中药。

处方：生黄芪、太子参、生地黄、天花粉、红花、丹参、地龙、半夏、天竺黄、胆南星、菖蒲、熟大黄。并使用胰岛素协助降糖。

经过 1 个多月的治疗后，胰岛素每日总量 44 U，减少至 30 U，血糖控制在 7.3 mmol/L 左右，血压为 135/90 mmHg，血脂、肾功能、血流变检查正常。患者症状基本消失，语言流利，生活自理，能下楼活动，唯感右手指尖麻木。住院 46 天出院。

［赵晶. 中药治疗糖尿病合并脑梗塞 37 例 [J]. 北京中医药大学学报，1997（1）：64-65.]

【评析】　糖尿病合并脑血管病是糖尿病病死及致残的主要原因之一。现代医学认为本病主要与糖尿病患者的糖、蛋白质、脂肪代谢紊乱，血液黏稠度增加，血凝亢进，造成动脉粥样硬化，使内膜基底变厚，管腔狭窄有关。明代戴思恭在《证治要诀·消瘅》中谓："三消久之，精血既亏损，或目无所见，或手足偏废，如风疾。"由于阴虚火旺，久病瘀血形成，燥热之邪炼液生痰；或肝肾阴虚，阴虚阳亢，瘀血风痰阻于脑脉，窒塞经络，神机不利，蒙蔽清窍发为中风，治以生黄芪、太子参补益心肺之气，扶正固元；生地黄、天花粉养阴生津止渴，保护胃阴；红花、丹参、地龙养血活血，化瘀通络；菖蒲化痰开窍以醒脑。诸药合用共收滋阴降火、益气助脾之效。水升火降，中焦健运，气阴回复，痰清瘀化，血脉通畅，则诸病自可转愈。

🍓 **病案 2**

陈某，男，60 岁。

病史： 患者于 1987 年出现口渴多饮、多尿消瘦症状，在某医院查空腹血糖 8.4 mmol/L，尿糖（++），诊为糖尿病，服用优降糖、苯乙双胍治疗，病情较为平稳。1991 年 6 月 14 日因疲劳，晨起出现口角歪斜，左侧肢体活动不利，病情逐渐加重，于 15 日来我院就治并收入院。刻下症见：左侧口角下垂，左侧肢体活动不利，左上肢麻木，时有抽动，口干口渴，多饮，胸中不舒，咳痰黏稠，纳呆，小便色黄量多，大便干结，三日未行，伸舌右偏，舌质黯红，舌苔黄厚，根部黏，左脉沉滑有力，右脉沉弦而细。查体：37.2℃，呼吸 18 次/分，心率 86 次/分，律齐，血压 130/80 mmHg。神志清楚，被动体位，言语含糊，左中枢性舌面瘫，左上肢肌力Ⅲ级，左下肢肌力Ⅴ级，左上肢浅感觉减弱，左肱三头肌腱反射活跃，左巴宾斯基征（+），左查多克征（+）。头颅 CT 扫描提示：右侧内囊基底节区梗死灶。空腹血糖 11.5 mmol/L，尿糖（+++）。西医诊断：糖尿病 2 型，糖尿病合并脑梗死。中医诊断：消渴病，消渴病脑病。中医辨证属风痰瘀血，阻痹脉络。治法：清热化痰息风，活血祛瘀通络，选用清开灵注射液，每日静脉滴注 1 次。配以中药化痰通络汤加减应用。

处方： 法半夏 10 克，生白术 10 克，胆南星 6 克，丹参 30 克，香附 15 克，酒大黄 5 克，全瓜蒌 30 克，枳实 10 克。水煎服，每日 1 剂，分 2 次服。配用消渴丸 12 粒，每日 3 次口服。

经治疗 2 周，患者病情稳定，瘫痪侧肢体肌力好转，便已通，痰浊已去，仍有口渴，喜多饮，小便仍多，舌苔转为薄黄，脉象沉细弦。中医随证而治，予益气养阴、活血通络方药从本而治。处方：太子参 15 克，生地黄 30 克，玄参 30 克，枸杞子 10 克，猪苓 10 克，丹参 30 克，川芎 10 克，赤芍、白芍各 10 克，地龙 6 克。水煎服，每日 1 剂。改清开灵注射液为 40 mL，每日静脉滴注 1 次。共调治 2 月余，患者自觉左上肢麻木消失，口干口渴症状缓解，左上肢肌力Ⅳ级，下肢肌力Ⅴ级。空腹血糖 7.4 mmol/L，尿糖（+），病情显著好转出院。

【评析】 消渴病脑病虽多因气阴两虚、阴虚燥热等虚性因素所致，但急性期部分重症患者表现为内风、痰浊、瘀血、清窍被蒙等标实症状，因而治疗上不应单纯针对某种病因或局部病变，而要从全身整体考虑，尤其重视清热、化痰、祛瘀活血以纠正全身的功能紊乱。本例选用具有清热、化痰、祛瘀、醒脑开窍的清开灵注射液，配以中药化瘀通络先治其标，待瘀浊去后，病情趋于稳定，继以益气养阴、活血通络中药从本调治，而取得临床疗效。清开灵是仿安宫牛黄丸的改良剂型，据现代药理学研究证实能够改善脑循环，减轻脑水肿，增强脑细胞对缺氧的耐受力，从而保护脑细胞，缩小梗死面积，促进血肿吸收。通过多年的临床观察，清开灵对中风急性期无论是缺血性中风还是出血性中风均有很好疗效，长期应用无不良反应，且采用静脉给药，使用方便，作用迅速，是目前治疗中风急性期安全有效的中药新制剂。

🍅 病案 3

孟某，女，50 岁。

病史： 患者患消渴病 6 年。因疲劳于 1991 年 10 月 12 日早上 6 点自觉左上肢疼痛以肩部为主。起床穿鞋时发现左手无力但可扶物行走，伴有头晕乏力。10 月 13 日病情加重，左下肢行走不能左上肢不能抬举，余症同前。遂来我院就治。诊时症见：左侧肢体活动不利，左面部麻木不适，左上肢疼痛，头晕、心烦、眠差，神疲乏力，口干口苦多饮，尿多，经色发黯，大便稍干。舌质黯红，舌苔薄黄根稍腻，脉沉数，重按无力。检查：体温 37.2℃，呼吸 20 次 / 分，心率 86 次 / 分，血压 140/83 mmHg。神志清楚，查体合作，被动卧位。双侧瞳孔等大等圆，对光反射灵敏，左中枢性舌面瘫，左上肢肌力Ⅲ级，左心下肢肌力Ⅳ级，双侧肢体肌张力及痛温觉均正常，左侧跟腱反射活海跃，左霍夫曼征（+），左巴宾斯基征（+），余病理反射未引出。空腹血糖 20.2 mmol/L，尿糖（+++）。头颅 CT 扫描提示：右侧内囊区梗死灶。入院西医诊断：糖尿病 2 型，糖尿病合并脑血栓形成。中医诊断：消渴病，消渴病脑病。中医脉诊合参，证属气阴双亏，痰瘀阻络，治法：益气活血，化痰通络。

处方： 选用针灸综合疗法，取穴如下：双曲池、双合谷、双外关、左肩髃、手三里、环跳、阳陵泉、足三里、解溪、三阴交。手法：平补平泻，每日 1 次，留针 20 分钟。配用丹参注射液 40 mL 静脉滴注，并服用优降糖 2.5 mg，每日 3 次。

治疗半个月，患者症状有所改善，仍觉口干，眠差，心烦不安，舌质黯红，舌苔转薄白，脉沉细无力。停用丹参注射液，改用中药汤剂，滋阴清虚热以治其本。方用知柏地黄丸加减。处方：生地黄、熟地黄各10克，山药15克，山茱萸10克，知母12克，黄柏6克，茯苓20克，泽泻20克，牡丹皮10克，黄芪15克，女贞子6克。水煎服，每日1剂，分2次口服。并加用双侧百会、神庭、四神聪平补平泻以安神。诸法合用，共调治2月余，症状明显改善，上肢疼痛消失，口干多饮消失，左上肢肌力Ⅳ级，左下肌力Ⅴ级。空腹血糖控制在6.7～7.8 mmol/L，病情好转出院。

【评析】 消渴病脑病在临床表现上多属本虚而标实。因糖尿病性脑血管病，大多为缺血性脑血管病，故在急性期、恢复期、后遗症期均可采用针灸治疗。①体针治疗。a.半身不遂。以大肠、胃经验穴为主，辅以膀胱、胆经穴位。取穴：上肢取肩井、曲池、外关、合谷，可轮换取肩井、肩贞、臂臑、阳池等穴；下肢取环跳、阳陵泉、足三里、昆仑，可轮换取风市、绝骨、腰阳关等穴。初病时仅刺患侧，病程日久后，可先刺健侧，后再刺灸患侧。对于初病半身不遂，属中风中经者，可用手足十二穴，即双侧曲池、内关、合谷、阳陵泉、足三里、三阴交共十二穴。对后遗症半身不遂、腕踝难伸、肘膝挛急者，可用手足十二透穴：即肩髃透臂臑，腋缝透肝缝，曲池透少海，外关透内关，阳池透大陵，合谷透劳宫，环跳透风市，阳关透曲泉，阳陵泉透阴陵泉，绝骨透三阴交，昆仑透太溪，太冲透涌泉。选用2～3寸长针透穴强刺。b.语言不利。取金津、玉液放血，针内关通里、廉泉、三阴交等。c.中风闭证。可先用三棱针点刺手12井穴出血，再刺人中、太冲、丰隆。若手足抽搐可加曲池及阳陵泉穴。d.脱证。宜艾灸关元、神阙，轻刺关元、足三里。②头针。取体征对侧运动区、感觉区、足运动感觉区等推拿。取穴有风池、肩井、天宗、肩髃、曲池、手三里、合谷、环跳、阳陵泉、委中、承山。手法：推、拿、滚、按、捻、擦等推拿疗法可疏通经络，促进气血运行，有利于肢体功能恢复，尤其适用于半身不遂的患者。另外，糖尿病合并脑血管病病情稳定后应尽早做康复治疗，功能锻炼，以利疾病的康复。选用针药综合疗法，以知柏地黄丸加减，滋补肝肾之阴并清虚热以治本，针灸辨证取穴，活血行气，通经化瘀以治其标。风证多犯阳经，故取阳经腧穴为主。阳明为多气多血之经，本例以取手足阳明经穴为主，辅以太阳、少阳经穴，采用平补平泻手法，"辅健侧，泻患侧"，使阳明经气血通畅，正气得以扶助，使机体功能逐渐恢复。

🍅 病案 4

朱某，男，64 岁。

病史：患者于 8 年前出现多食烦渴、多饮多尿症状，外院诊断为糖尿病，经饮食控制及口服降糖药，病情有所缓解。近 2 个月来，患者时右肢抬举无力或右手持物不能或下肢突发瘫软无力，每经休息或服用"活络丹"等药可渐恢复。1988 年 8 月 20 日 7 时晨起上厕所时自觉右下肢无力站立不稳而摔倒，10 时右下肢无力缓解。急来我院就诊，既往无高血压病史。诊时症见多饮多尿，口干渴，消食易饥，自觉右下肢乏力，走路不稳，手足发麻，视物模糊，头晕耳鸣，舌淡，苔薄白，脉沉细，双上肢肘以下、双下肢膝以下感觉麻木，伴有痛觉过敏四肢肌力、肌张力正常，双侧肱二、肱三头肌及膝反射减弱，病理征未引出。空腹血糖 11.4 mmol/L，尿糖（＋＋＋），头颅 CT 扫描提示：脑萎缩。西医诊断：糖尿病，糖尿病并发脑血管病变，TIA；糖尿病并发周围神经炎。中医脉诊合参，诊断为消渴病、消渴病脑病。辨证属肝肾阴虚，气血不畅，脉络失和。治法：滋补肝肾，活血通络。投以六味地黄丸合血府逐瘀汤加减。

处方：山茱萸 15 克，生地黄 15 克，牡丹皮 10 克，泽泻 15 克，桃仁 10 克，红花 10 克，柴胡 12 克，桔梗 10 克，当归 12 克，茯苓 12 克，赤芍 12 克，山药 30 克。水煎服，每日 1 剂，分 2 次口服。

服药 15 剂后，症状明显改善，视物清楚，头晕耳鸣消失。守上方加用女贞子、麦冬各 12 克，五味子 10 克，取其酸甘化阴、金生、滋水涵木之效，以抑制肝阳上亢。继服 30 剂，各种症状均显著好转，服药期间未再出现肢体活动障碍症状，周围神经炎亦明显好转。空腹血糖控制在 6.7 mmol/L 左右，尿糖（－）。终以六味地黄丸调理而愈。

【评析】 糖尿病合并脑血管病的治疗多采用辨证论治，综合治疗。临床主要分为 4 型。①肝阳暴张型。主症：突然昏仆，不省人事，面赤身热，躁扰不宁，苔黄腻，脉弦滑，治以清肝息风，辛凉开窍。方药以羚羊角汤加减：羚羊角粉（冲服）2 克，生地黄 20 克，牡丹皮 10 克，钩藤 30 克，菊花 10 克，菖蒲 10 克，鲜竹沥 10 克，珍珠母 30 克，怀牛膝 15 克，水牛角 30 克，水煎并将安宫牛黄丸鼻饲。此型在糖尿病合并脑血管病中较少见，多见于脑出血。赵晶治疗此型，多采用清开灵静脉滴注，每日 40 ～ 80 mL 溶于 5% 葡萄糖注射液或葡萄糖盐水 500 ～ 1000 mL 静脉滴注。清开灵是安宫牛黄丸的新型制剂，主要成分：牛胆酸、猪胆酸、水牛角粉、珍珠母粉、金银花、黄芩等。具有清热化痰、醒脑、活血化瘀的作用。药理学研究表明：本药能改善脑循环，减轻脑水肿，缩小梗死面积，促进血肿吸收。且采用静脉给药，使用方便，发挥作用迅速，是目前治疗中风急性期安全有效的中药新制剂。②痰热腑实型。主症：突然昏仆，痰涎壅盛，肢体偏瘫，大便燥结，舌红苔黄燥或黄厚，脉弦滑。治法：化痰通腑。方药以星蒌承气汤加减：全瓜蒌 15 ～ 30 克，胆南星 6 克，半夏 10 克，生大黄 10 克，怀牛膝 15 克，钩藤 15 克。此型在糖尿病合并脑血管病中较为常见。赵晶认为应用化痰通腑的指征是：大便燥结，舌苔黄厚。以大便通泻为度，不可过量，以免伤正。腑气通后应予清热化痰，活血通络，处方全瓜蒌、丹参、赤芍、鸡血藤等。也可配合清开灵静脉滴注。③痰瘀阻络型。主症：突然口眼歪斜，舌强不语，半身不遂，头晕耳鸣，舌质略红，舌白或黄，脉弦细。治法：化痰活血。方药：全瓜蒌 30 克，葛根 10 克，天花粉 25 克，石菖蒲 10 克，水蛭 10 克，丹参 30 克，赤芍 15 克，地龙 12 克，鸡血藤 15 克。气虚的加黄芪 30 ～ 60 克，阴虚的加生地黄、玄参各 15 克。此型在糖尿病性脑血管病中多见，多见于脑梗死或脑血栓形成。此型急时合丹参注射液静脉滴注。④气阴虚型。主症：半身不遂，脚软无力，口眼歪斜，语言謇涩，舌胖淡黯或紫黯，脉沉细无力。治法：益气养阴，活血通络。方药：补阳还五汤加减。生黄芪 50 克，太子参 15 克，生地黄 15 克，玄参 15 克，桃仁 10 克，红花 10 克，当归 12 克，赤芍 12 克，地龙 12 克，桑寄生、山茱萸各 10 克，乌梢蛇 10 克，川牛膝 10 克。此型多见于糖尿病合并脑血管病的恢复期或后遗症期。若大便干结者加瓜蒌 15 克，酒大黄 10 克；若有

半身不遂后遗症用穿山甲、水蛭、桑枝各 10 克以加强活血通络的作用；兼有言语不利者加菖蒲、远志化痰开窍；若下肢瘫软无力明显者可加服桑寄生、川续断、牛膝、地黄、山茱萸、肉苁蓉等滋补肝肾之品，也可加服健步虎潜丸。本例患者，年逾花甲，久患消渴，必致肾燥精亏，水不制火，继则因少阴水亏，肝木失其涵养，肝阳上亢；气血不畅脉络失和而致视物模糊，头晕耳鸣，肢体力弱故方用六味地黄丸滋补肝肾，育阴潜阳；血府逐瘀汤活血通络，后加用女贞子、麦冬、五味子酸甘化阴，滋水涵木助其药力，病告愈。

6. 徐千里治疗糖尿病合并脑血管病案

郑某，女，68 岁。

病史：患者于 1991 年 2 月 14 日，因突然昏迷，右侧上下肢偏瘫小便失禁，诊断为中风收住入院。经治疗，神志转清，遗有言语不利，右侧偏瘫而出院。查：空腹血糖 232 mg%，尿糖（++++）。转本科门诊治疗。刻下症见：患者神倦乏力，头晕、口渴引饮，喜食易饥，形体消瘦，语言不利，右上下肢偏瘫，小便清长，大便燥结。舌红边有紫斑，苔薄脉弦细数。证属气阴两虚，津液亏损，瘀血内生，脉络阻滞。拟养阴益气、清热润燥，佐以活血通络。

处方：乌梅、桑寄生各 10 克，天花粉、丹参、麦冬各 12 克，黄芪 30 克，黄精 15 克，黄连 3 克。每日 1 剂。嘱停服其他降糖药物。

连服 10 剂，检尿糖转阴，空腹血糖 232 mg%。口渴易饥、头晕、乏力消失，唯留肢体偏瘫、言语不利，继以调理加服华佗再造丸，以善其后。观察 3 个月，检尿糖持续阴性，空腹血糖均在正常范围之内。

［徐千里. 梅花三黄汤治疗糖尿病 130 例 [J]. 浙江中医杂志，1993，28（2）：58.］

【评析】　本虚标实、阴虚燥热是糖尿病的基本特点，因此扶正祛邪、滋阴润燥也就必然成为糖尿病的基本治法。徐千里根据其长期治疗糖尿病的经验，筛选出乌梅、天花粉、黄芪、黄精、黄连等药组成梅花三黄汤基本方，随证略施加减，疗效颇佳。梅花三黄汤用乌梅生津止渴；天花粉养胃生津，清肺润燥；黄芪补气生血，生津止渴；黄精益脾胃，润心肺；黄连清热泻火，止消渴而调胃厚肠。诸药配伍，共奏益气养阴，清热生津之功。糖尿病服用降糖药剂量过大或过量、或节食过度而造成低血糖，较为常见，而本方黄芪益气生血，黄精补中益气，添精填髓，经现代研究有保护肝脏、防止肝糖原减少的作用。与乌梅、天花粉、黄连等酸收、苦降之品配伍，对血糖调节能起到双向作用，使血糖处于动态平衡状态。临床应用中，未发现因服本药而致低血糖与低血糖症，故久服无碍。

小结

糖尿病性脑血管病与非糖尿病性脑血管病在临床类型上无特异性差别，但糖尿病性脑血管病有以下特点：脑出血较少，主要为脑梗死；以多发性中小梗死为多见，尤其是以腔隙性脑梗死更为多见。名中医治疗糖尿病合并脑血管病的病因病机主要在于以下4点：①饮食不节、过食肥甘醇酒，导致脾胃受伤，脾失健运，聚湿生痰，痰郁化热，引动肝风，风痰痹阻脑之脉络则发病；②肝肾阴亏，情志郁怒，五志过极，心火暴甚，引动内风而发卒中；③气阴两虚，血流瘀滞，痰阻脉络；④年老气衰、劳累过度是糖尿病合并脑血管病高发、易发的因素。总之，糖尿病合并脑血管病的基本病机是气阴两虚，痰浊瘀血痹阻脉络，气血逆乱于脑。病位在脑，涉及经络、血脉及心、肝、肾、脾诸脏。辨证论治主要包括：①阴虚风动，瘀血阻络：以育阴息风，化瘀通络为主要治法；②气阴两虚，脉络瘀阻：以益气养阴，活血通络为主要治法；③风痰瘀血，痹阻脉络：以化痰息风，活血通络为主要治法；④痰热腑实，风痰上扰：以通腑化痰为主要治法；⑤痰湿内蕴，蒙塞心神：以涤痰化湿，开窍醒神为主要治法；⑥气虚血瘀：以益气活血，通经活络为主要治法。在本病急性期亦可配合中药清开灵、血栓通、丹参注射液静脉滴注，在后遗症期可选用中成药消栓再造丸、消栓口服液、大活络丹、再造丸、华佗再造丸等服用，可提升疗效。此外，针灸疗法中的体针及头针对于本病亦有良效。

第十四章
名中医治疗糖尿病合并肺病案

1. 概述

糖尿病是一种全身代谢紊乱为主的疾病，肺部也是糖尿病损害的靶器官。研究表明，糖尿病患者存在肺功能损害，以限制性通气功能障碍、小气道功能及弥散功能减退为主，肺脏病变可能是糖尿病慢性并发症之一，糖尿病病程、血糖水平、胰岛素抵抗程度、BMI 与肺损伤密切相关，控制血糖、改善胰岛素抵抗、控制体重对防治肺损伤有重要意义。

2. 孔伯华治疗糖尿病兼外感案

孙某，女，5 月 15 日初诊。

病史： 消渴太久，初进清滋之剂即应，外感咳嗽有痰，曾发寒热，大便秘结，三日未下，脉滑大而数，亟宜清解疏化。

处方： 鲜苇根一两，杏仁泥三钱，地骨皮三钱，莲子心二钱，滑石块（先煎）四钱，冬桑叶三钱，鲜石斛（先煎）一两，嫩白芷一钱，南薄荷（后下）一钱半，鲜荷叶一个，生石决明（研先煎）八钱，杭滁菊三钱，生知母三钱，生黄柏三钱，首乌藤一两半，紫雪丹（冲服）四分。

［孔伯华 . 孔伯华医集 [M]. 北京：北京出版社，1988.］

【评析】 本案记录了内伤外感合并发展的病案。消渴日久，大便秘结，脉滑大而数，为内热盛，必滋肺胃肾之阴，泻其内火方能治其消渴，此是主证。治病求本，必伏其主，鲜苇根、地骨皮、莲子心、滑石块、冬桑叶、鲜石斛、生知母、生黄柏滋阴泻火；外感之后，咳嗽有痰，曾发寒热，此是表证，嫩白芷、南薄荷、鲜荷叶、杭滁菊、冬桑叶宣散发表，以解表邪，因内热较重，白芷温燥故用量轻，杏仁润肺化痰，降泻肺气通润大肠解大便秘结；再用紫雪丹清解，防外感引动内热化风，治未病于先，见识深刻。

3. 赵锡武治疗糖尿病合并肺病案

孙某，男，47 岁。

病史：因患糖尿病 2 年合并肺结核前来就诊。刻下症见：口渴多饮，多食，多尿，咽干，大便干，不咳，腰及下肢觉凉，舌黯淡，脉寸关弱、尺弦。检查：空腹血糖 14.56 mmol/L，尿糖（＋＋＋＋）。西医诊断：糖尿病合并肺结核。一直行抗结核治疗。中医诊断：消渴并发肺痨。辨证：肾阴亏虚不能润肺，肺虚感染痨虫。治法：滋肾润肺为主，稍佐温阳。

处方：六味地黄汤与百合固金汤加减。生地黄、熟地黄各 12 克，牡丹皮 12 克，山药 15 克，山茱萸 12 克，茯苓 12 克，泽泻 6 克，百合 12 克，白芍 6 克，玄参 10 克，麦冬 6 克，当归 6 克，川贝母 3 克，桔梗 3 克，甘草 3 克，肉桂粉（后下）6 克，炮附子 6 克。

6 剂后，腰及下肢转温，去肉桂、附子，加菟丝子等加减，约服 100 剂，诸症消失，复查血糖、尿糖转为正常。

【评析】 糖尿病常合并多种急、慢性并发症，糖尿病是本，并发症是标。患者口渴多饮，多食，多尿，咽干，大便干，不咳，腰及下肢觉凉，舌黯淡，脉寸、关弱，尺弦说明阴虚内热，肾阳不振。肺虚感染痨虫，整体上证候以虚为主，方用六味地黄汤与百合固金汤滋肾润肺，稍佐温阳。若患者干咳少痰，潮热盗汗，甚至咯血，则属于阴虚内热，而患者腰及下肢觉凉，舌黯淡，脉寸、关弱，尺弦则说明肾虚，阳气不振。二诊患者腰及下肢转温，去肉桂、附子，加菟丝子等药，说明赵锡武认为糖尿病本于肾阴不足，日久肾阴肾阳俱虚，所以抓住糖尿病本于肾虚论治是本例医案最大的特色。

4. 刘惠民治疗糖尿病合并肺结核案

常某，男，42 岁。1963 年 5 月 24 日初诊。

病史：患者发现糖尿病 4 年，常觉口干口渴，饮水量多，小便清长，食量同前，有时头痛头晕，精神不振，性情急躁，失眠多梦，身体日渐消瘦。曾用胰岛素治疗，病情略有好转，但不稳定。最近查血糖 8.4 mmol/L，尿糖（＋＋＋＋），24 小时尿糖定量 36 克。3 年前开始常有咳嗽，胸透发现两上肺结核，右肺下部有空洞。现仍在服用抗结核药物治疗。舌嫩红多裂纹，苔淡黄而厚，脉沉细。西医诊断：糖尿病合并肺结核。中医辨证：肺肾阴虚，胃经蕴热。治宜滋肾养阴，清润肺胃。

处方：①汤药方：炒酸枣仁 42 克，枸杞子、鸡内金各 15 克，生地黄 18 克，牡丹皮、栀子各 9 克，菟丝子、生石膏（先煎）各 24 克，何首乌、天花粉、沙参、夏枯草、白及、橘络、白术各 12 克。②药粉方：白及 90 克，沙参 45 克，柿霜、冬虫夏草各 36 克，三七 30 克，西洋参 24 克，琥珀 15 克。上药共为细粉，装瓶备用。每次服 4.5 克，每日 2 次。

服汤药数 10 剂及药粉 1 料，自觉口干减轻，精神好转，较前有力。血糖基本正常，24 小时尿糖定量降至 13 克。肺结核空洞已闭合，肺部浸润也有明显吸收好转。

［刘惠民. 糖尿病 [J]. 新中医，1977（5）：16-17.］

【评析】 有关糖尿病合并肺结核在中国古代医籍中早有记载。如《金匮要略》就把消渴病列为产生肺痨的病因之一，刘河间《三消论》就有消渴病"或蒸热虚汗，肺痿劳嗽"的记载。西医针对糖尿病合并肺结核的治疗方面，主要有以下几点：①饮食适当放宽，稍增加每日蛋白质、碳水化合物、脂肪及总热量的摄入。②积极抗结核治疗，可同时联用链霉素、异烟肼、利福平，一般抗结核治疗至少要坚持 18 个月。③应用胰岛素控制糖尿病。自从应用胰岛素及抗结核治疗后，结核对糖尿病已不是很大的威胁，病死率已由原来的 50% 降至 0.5%。本案采用中药治疗，汤散共进，汤剂主要滋肾养阴，清润肺胃；散剂则重在益气养阴，收敛止血。服汤药数 10 剂及药粉 1 料，效果明显。

5. 章真如治疗老年性糖尿病咳嗽案

胡某，女，80岁。1993年1月10日初诊。

病史： 患者患糖尿病30年，以饮食控制或间断服用降糖药物维持治疗。平素容易患感冒，受凉则咳，此次咳嗽，半月不解，咳甚则夜不能寐，痰质黏稠，不易咯出。口干鼻燥，不思饮食，大便秘结，各种止咳糖浆均不能服，肌内注射青霉素，治疗10天，咳不见减，遂转中医治疗。检查：体质肥胖，颜面虚浮，舌质黯淡而苔薄黄，脉细数。辨证：肺肾阴虚，湿痰内盛，阻塞于肺，肺气不畅，气逆而咳。治法：滋肾润肺，化痰利气止咳。

处方： 熟地黄15克，当归、陈皮、法半夏、茯苓、桔梗、川贝母、牛蒡子、紫菀、杏仁、麻仁、郁李仁各10克，甘草8克，5剂。每日1剂，每日药后咳嗽渐止，咯痰亦爽，痰量减少，肺气已降。

原方出入，迭服3次。进30剂，诸症悉平，再拟益气养阴法予以巩固。

［韩乐兵．章真如治疗老年糖尿病合并肺系疾病的经验［J]．浙江中医杂志，1994（8）：340.］

【评析】 章真如乃湖北著名中医，业医五十余载，擅长治疗内科疑难杂症，尤其对糖尿病颇有研究。章真如认为，老年性糖尿病的病理关键，在于肾燥津亏，气阴两伤。兼生肺疾，必因燥热日久而耗伤肺气，损伤肺津，故刘河间在《三消论》中将"肺痿劳嗽"列为消渴之常见变证，创宣明黄芪汤，旨在补肺气、布津液而治疗咳嗽。老年糖尿病患者由于生理代谢功能紊乱，导致机体抵御外邪和自体调节的能力低下，容易反复感冒，由皮毛损及肺系，致使咳嗽持续发作不能缓解，病当责之肺气虚弱，卫外失固，清肃失常，肺气上逆。同时，肺气虚则不足以息，气道难以接续，亦可喘咳不止。因此，补养肺气，固表御邪，使肺不伤则不咳，实为治疗消渴病兼咳嗽的关键。其次，老年糖尿病患者容易损伤脾胃功能，致使脾胃虚弱，纳运失常，一则水谷的精气不能上奉于肺，导致呼吸气怯，咳嗽声微；二则脾为生痰之源，聚湿生痰，上壅于肺而致咳唾浊涎。因此，健运脾气，培土生金，化痰消涎，亦甚为重要；三则老年糖尿病患者久病及肾，是其病理变化的普遍规律，若肾精失固，则阴虚火乘于肺；肺虚而肾失资生之源，则病及于肾。肾主纳气，为气之根，肾气摄纳可助肺气肃降，呼吸相依，肾气虚则肺气逆而为咳不已。因此从肺脾肾三脏联合辨证治疗老年消渴并发咳嗽，可免偏颇。本案组方颇为严谨，君臣有法，佐使有度，方中重用熟地黄、当归生津止渴、养阴清热润燥；更用二陈、桔、贝、三仁化痰润肺止咳。诸药合用，肺肾得润，腑气得降，咳嗽自止。

小结

中医认为，糖尿病合并肺病的病因建立在消渴基础之上，多由正气内虚，邪毒外侵所致。糖尿病的内伤基础使机体正气不足，抗病能力减弱，另外，燥热、阴虚、气虚、阳虚又可导致气血运行不畅，络脉瘀阻，使正气不能有效地抵御外邪。外界邪毒则乘机体正气不足，经络之空虚而侵入体内，导致糖尿病诸多感染性并发症的发生和发展。糖尿病合并肺病病位以肺为中心，与五脏相关；病性虚实夹杂；病机以五脏失调为主，主要包括肺脾失调、肺肾失调、肝肺失和以及心肺同病。由于糖尿病合并肺病的病机关键仍在于阳热亢盛，阴耗液损，故以清热养阴立法。邪热得清，阴液得存，配以养阴之品可使中土不焦，水谷得通；肺金不烁，水津可布；肾阴得养，气化可司。

肺脏已被证实为糖尿病受累的靶器官之一，现代医学的糖尿病肺病特指因糖尿病致使肺脏发生的病理改变，而中医的糖尿病肺脏疾病是一个广义概念，为病因病机与消渴密切相关的肺系疾病，甚至包括咽喉部病变，符合中医学整体观念。然而异中有同，中医学思想指导的治疗研究与现代医学的病理改变不谋而合。治疗疾病时，中医仍以辨证论治为主，在有明确证据表明现代医学疗效和必要性的疾病面前，中西医结合是首选方案。

第十五章
名中医治疗糖尿病合并消化系统病案

1. 概述

消化系统疾病与内分泌疾病关系甚密,糖尿病并发的消化系统异常是多样的,其范围可累及全消化道。糖尿病患者全消化道动力均可出现异常改变。据报道,糖尿病患者有食管动力学异常,表现为食管蠕动波减弱或缺如,食管通过时间延长,食管上、下括约肌压力降低,松弛不全,胃食管病理性反流。胃、小肠、大肠甚至奥迪括约肌等均有各种类型的电节律紊乱或动力功能障碍。已经公认糖尿病自主神经受损是导致胃肠道乃至膀胱平滑肌功能异常的重要原因,确切机制仍待进一步研究。不同部位的功能紊乱胱还有其他因素参与,如糖尿病性腹泻可能有肠道菌群失调等因素的参与。

2. 朱良春治疗糖尿病合并胃胀案

冯某,女,58 岁。1998 年 9 月 15 日初诊。

病史:患者有糖尿病病史,长期服用西医降血糖药,血糖控制不满意。近半年出现头痛,伴见胃胀满不舒,食后倒地。大便不畅,舌黯、舌苔腻,脉细弦,查尿糖(+),餐后血糖 10.5 mmol/L。中医诊断:消渴病。辨证:脾胃不和,气滞血瘀。治法:调和脾胃,理气活血。

处方:香苏散加味。香附 10 克,紫苏梗 6 克,陈皮 6 克,枳壳 10 克,香橼 6 克,佛手 6 克,炙甘草 6 克,生白术 25 克,茯苓 15 克,川芎 15 克,鬼箭羽 15 克,荔枝核 15 克,葛根 25 克,丹参 15 克。7 剂。

10 月 13 日二诊：服药后胃脘胀满消失，头痛明显改善，大便每日 1 次。停用中药。

11 月 17 日三诊：近期又出现胃脘胀满，睡眠易醒，大便时干时稀，舌黯红，舌苔黄腻水滑，脉细滑，复查尿糖阴性，餐后 5.1 mmol/L。考虑为痰阻热郁、脾胃不和，治拟化痰化热、调中和胃。处方：陈皮 9 克，清半夏 15 克，黄连 6 克，紫苏梗 6 克，云茯苓 15 克，生酸枣仁、炒酸枣仁各 12 克，炙甘草 6 克，大黄 6 克，石斛 12 克，通草 5 克，大枣 6 枚，丹参 15 克，五味子 6 克，甘松 6 克，香附 10 克，陈皮 6 克，枳壳 10 克，香橼 6 克，佛手 6 克。7 剂。

1 月 24 日四诊：服药后胃脘胀满明显减轻，醒后可以再睡。效不更方。并嘱其继续坚持服药。其病情平稳，血糖控制良好。

【评析】　本例患者为脾胃气滞，故症见胃脘胀满不舒，食后倒饱，大便不畅；气滞日久则成血瘀，故见头痛、舌黯。所以治疗以《太平惠民和剂局方》香苏散为底方，重用生白术意在甘润通便，重用川芎意在活血治疗头痛。鬼箭羽、荔枝核、葛根、丹参则可以活血理气、生津止渴。后因停药反复，症见胃脘胀满、睡眠易醒，大便时干时稀，舌黯红，舌苔黄腻水滑，脉细滑者，为痰热中阻、脾胃气滞，所谓"胃不和则卧不安"也，故选用黄连温胆汤和香苏散加味方，化痰清热，和胃安神。用生酸枣仁、炒酸枣仁、五味子者，所以养心敛神安神也，为治疗失眠专药。而大黄、石斛、通草、大枣，则是民间专门治疗睡眠易醒、醒后不能入睡的经验方，原方本为木通，其方意无外乎是在养阴的基础上，通过大、小便导邪热下行。临床应用确有佳效。今因木通有毒性而用通草代替，观察发现，也有一定疗效。

［赵进喜．内分泌代谢病中西医诊治 [M]．沈阳：辽宁科学技术出版社，2004．］

3. 李辅仁治疗糖尿病合并泄泻案

李某，女，58 岁。1998 年 12 月 28 日初诊。

病史：患者有糖尿病病史 5 年余，平时服用少量格列本脲、苯乙双胍类药物，血糖维持尚可，近月来经常稀便，次数每日 2～3 次，未予注意，周余前在外用餐后次日出现腹痛而泻，日泻 3～6 次，伴有里急后重，泻下不爽，大便黏滞臭秽，肛门灼热下坠，就诊时上述症状略有减轻，仍日泻 3～4 次，形体尚可，并伴尿赤，口干多饮，头沉乏力。舌质红，苔黄腻，脉滑数。餐后血糖 11.8 mmol/L。中医诊断：消渴病合并泄泻。治法：清利湿热，兼顾阴津。

处方：葛根芩连合白头翁汤加减。葛根 25 克，黄芩 15 克，黄连 12 克，白头翁 25 克，秦皮 15 克，马齿苋 25 克，薏苡仁 25 克，藿香 10 克，白扁豆 20 克，沙参 15 克，太子参 20 克，白梅花 15 克。4 剂。水煎，分 2 次服。口服西药更为格列吡嗪。

【评析】 本案是患者素有糖尿病情况下出现大便稀溏、里急后重情况的典型案例。治疗上本于"急则治其标"的原则首先清热利湿，但为防止伤其正气，固护阴津，因此处方中着重加入太子参、北沙参等益气养阴之药，可谓顾虑周全，攻邪而不伤正。

4. 印会河治疗糖尿病合并胆石症案

李某，男，55 岁。1989 年 11 月 30 日初诊。

病史：患者自诉右胁痛 1 月余，痛连右背。伴耳鸣口苦，疲乏酸困，大便调。做 B 超检查提示为胆石症（充满型）。3 个月前空腹血糖 15.51 mmol/L，尿糖（++）。且有多饮、多食、多尿、消瘦症状。经口服降糖药治疗，症状好转。舌红，苔少，脉弦细。西医诊断为胆石症，糖尿病。中医辨证属肝胆湿热，气阴两虚。治宜清利肝胆，佐以益气养阴。

处方：柴胡 10 克，半夏 10 克，黄芩 10 克，枳壳 10 克，赤芍 30 克，大黄 6 克，金钱草 90 克，郁金 15 克，茵陈 30 克，川楝子 15 克，王不留行 10 克，鸡内金 12 克，海金沙（包煎）6 克，生地黄 15 克，麦冬 12 克，玄参 15 克。

1990 年 2 月 12 日二诊：服上药后，右胁痛症状减轻，多饮、多食、多尿、消瘦症状减轻，手麻，掌心热，舌红，苔少，脉弦细。尿糖（－）。仍拟清利肝胆治之。处方：柴胡 10 克，半夏 10 克，黄芩 10 克，枳壳 10 克，赤芍 30 克，大黄 6 克，玄明粉（分冲）6 克，鸡内金 12 克，海金沙（包煎）60 克，王不留行 10 克，金钱草 90 克，郁金 15 克，茵陈 50 克，蒲公英 30 克。

1992 年 3 月 5 日随诊：上述中药持续服用 1 年，至 1990 年 12 月症状完全消失，右胁及右背疼痛未再发作，精神食欲正常，在外院复查超提示为胆结石已大部分排出，胆囊内仅被残留胆石占据 1/3 空间。在我院做 B 超检查，提示为胆囊内仅剩有直径 2.7 厘米和 3.3 厘米强回声伴声影的结石各 1 个。

[王诗雅，陈东平. 印会河诊治消化系统疾病经验介绍 [J]. 中级医刊，1995，30（4）：49-52.]

【评析】　印会河认为糖尿病的关键病机是阳热亢盛，气化太过。无论肺胃热甚之实火，还是肺肾阴虚之虚火，都表现为阳热的亢盛，阳亢之体就会导致气化太过，故而患者常出现消瘦、多食、多尿、多汗等。可以说阳亢、气化太过是对消渴病病机的高度概括。

湿热蕴结于肝胆，结成砂石，阻滞胆道，不通则痛，故使右胁痛连后背；肝络失和，胆不疏泄，故伴耳鸣口苦。当以大柴胡汤为主清利肝胆湿热，加用印会河自制三金排石汤中的金钱草、海金沙、鸡内金以强化排石化石作用；茵陈、郁金、蒲公英利胆解毒；玄明粉化石润燥；佐以生地黄、玄参、麦冬养阴增液以疗消渴。标本兼顾，相得益彰。

小结

糖尿病合并消化系统病的病变部位主要在胃，胃与脾的关系最为密切。其病因虽多，但脾气亏虚、运化失司乃发病治本。邪实干犯即脏腑功能失调所产生的痰浊、水饮、瘀血等病理产物的积聚导致气机失和是糖尿病合并消化系统病发病的重要因素。本病的病因是多方面的，其病理演变过程又是复杂的，既有正虚，又有邪实，因虚致实。本虚标实是本病的病机特点。对于本病的治疗，中医具有丰富的经验和独到之处。健脾益气以升清，为固本之法；理气化湿以降浊，为治标之举；久病入络，久病必有瘀，因此治疗本病还须活血兼顾养血，瘀去则正安。糖尿病并发泄泻的主要病变部位在于脾胃、肾和大、小肠。病机关键是脾肾两虚，湿滞内停。临证施治多着眼于脾肾两虚，同时不忘其所夹实邪，治法常消补同用，温涩合用，寒热并用，标本兼治。临床常见证型为脾胃虚弱、脾肾阳虚、肝郁脾虚、湿热中阻、肠燥津伤、阴血亏虚，在治疗上应随证治之，同时必要时可结合针灸、西药等。糖尿病合并胆石症在临床上相比以上两种病证较少见，糖尿病的主要病机为气阴两虚，而胆石症的主要病机为肝胆湿热，临床诊治糖尿病合并胆石症可首先根据患者证候判断糖尿病与胆石症各自病机，经过综合分析后得出整体病机，并在遣方用药时结合患者具体表现而加减用药，标本兼顾，以达佳效。

第十六章
名中医治疗糖尿病合并尿路感染案

1. 概述

糖尿病合并尿路感染是临床常见病、多发病之一。在糖尿病发展过程中，各期均会有不同程度的气虚，并伴随尿路感染发生的可能性很大，即本虚标实。所以，糖尿病合并尿路感染的病机往往是寒热虚实错杂。

糖尿病合并尿路感染的患病率较高，革兰阴性菌是最常见的致病菌，有10% ～ 20% 的患者表现为无症状的菌尿，若合并存在继发于糖尿病的神经源性膀胱、尿潴留，则更容易发生尿路感染。

2. 李良治疗糖尿病合并尿路感染案

🍅 病案 1

陈某，女，47 岁。1982 年 5 月 31 日初诊。

病史：患者 1980 年 6 月出现烦渴，多尿，经某院查空腹血糖 15.7 mmol/L，尿糖（++++），诊断为糖尿病。曾服玉泉丸和中药治疗，病情不稳定。刻下症见：口渴，尿频，尿急，尿痛，颜面虚浮，自汗，肝区疼痛。查空腹血糖 12.5 mmol/L，尿糖（++++），尿常规：脓球 5 ～ 10 个 /HP，红细胞 5 ～ 10 个 /HP，白细胞 10 ～ 15 个 /HP，上皮细胞 10 ～ 15 个 /HP。脉弦数，舌黯嫩苔薄。西医诊断：糖尿病合并尿路感染。中医证属肝郁化火，气阴两伤，湿热下注。治宜疏肝解郁，益气滋阴，清热利湿。

处方：柴胡、当归、生白芍、苍术各 12 克，玉竹、黄芪、玄参、生龙骨（先煎）、生牡蛎（先煎）、金银花、天花粉、防风、益母草、生滑石（先煎）各30克，山药60克。水煎服。

上药服五十余剂后，口渴、尿频、尿急、尿痛、颜面虚浮均消失，余症稍减。查空腹血糖10.1 mmol/L，尿糖（++），尿常规（－），脉弦，舌嫩。治宜疏肝健脾，益气养阴，滋补肝肾。处方：醋柴胡、醋白芍、当归、五味子各12克，黄芪、枸杞子各30克、牡丹皮、山茱萸各20克，知母、桑螵蛸、生龙骨（生煎）、生牡蛎（先煎）各15克，生山药60克，肉桂（后下）3克，鸡内金6克。

服药45剂后，除肝区稍有隐痛外，余症均除，查空腹血糖6.7 mmol/L，尿糖（－），尿常规正常。舌正常，脉弦。嘱其服六味地黄丸1个月以巩固疗效。

🍅 病案 2

王某，女，76岁。1983年3月12日初诊。

病史： 患者患糖尿病1年，5日前又患尿路感染，曾注射青霉素及服中药治疗，效果不明显。刻下症见：口苦口渴，黏腻不爽，疲乏无力，视物不清，大便干燥，水肿，少腹拘急，小便不利而痛。空腹血糖8.7 mmol/L，尿糖（++），尿常规：脓球10～15个/HP，红细胞5～10个/HP，白细胞10～15个/HP。血压150/80 mmHg，脉弦大，舌质黯嫩胖大、苔薄。西医诊断：糖尿病合并尿路感染。中医证属气虚肾亏，湿热下注膀胱。治宜益气补肾，清热利湿。

处方： 黄芪、金银花各50克，五味子9克，山茱萸、牡丹皮、生地黄、桑叶各20克，知母、天花粉、生滑石（先煎）、益母草各30克，连翘10克，鸡内金6克。每日1剂，水煎分2次服。

服上药15剂后，二便正常，水肿消失，余症均减。尿常规正常，尿糖（－），脉弦，舌质黯。仍益气补肾，清解余热。处方：黄芪50克，川续断、桑寄生、狗脊、金银花、益母草各30克，当归、五味子各12克，桑叶15克，山茱萸20克，蝉蜕9克。

服上药10剂后，诸症悉除。尿常规及尿糖均正常，空腹血糖6.7 mmol/L，脉沉缓，舌正常。嘱其服六味地黄丸1个月以图治。

病案3

王某，女，67 岁。1983 年 4 月 5 日初诊。

病史： 患者于 1982 年 9 月出现多尿，多饮，多食，查空腹血糖 20.1 mmol/L，尿糖（++++），诊断为糖尿病。曾服苯乙双胍，病情控制尚可。半年前又出现肾盂肾炎，经注射青霉素及中药治疗，病情日趋加重。刻下症见：口干口苦，纳呆便干，腰痛腿软，疲乏无力，颜面虚浮，下肢水肿。空腹血糖 13.4 mmol/L，尿糖（++++），尿常规：红细胞 10 ～ 15 个 /HP，白细胞 5 ～ 10 个 /HP，蛋白（++）。脉弦大，舌黯嫩苔薄。西医诊断：糖尿病合并肾盂肾炎。中医证属气阴两伤，肝肾阴亏，湿热下注。治宜益气养阴，滋补肝肾，清热利湿。

处方： 黄芪 50 克，知母、天花粉、金毛狗脊、金银花、生滑石（先煎）、益母草各 30 克，五味子 9 克，山茱萸、牡丹皮、生地黄各 20 克，连翘 15 克，鸡内金 12 克。

上方加减共服七十余剂，颜面虚浮、口干口苦、小便频急均消失，纳食可，仍有腰痛，下肢稍肿。空腹血糖 9.7 mmol/L，尿糖（－），尿常规正常。脉弦，舌黯嫩、苔薄润。治宜疏肝健脾，益气补肾。处方：柴胡、当归、生白芍、茯苓各 12 克，玉竹、黄芪、生山药、金毛狗脊、金银花、益母草各 30 克，炒杜仲 15 克，五味子 9 克，山茱萸 20 克。

服上药 15 剂后，腰痛除，水肿消。空腹血糖 7.6 mmol/L，尿常规正常。脉弦，舌黯嫩苔薄。遵前法加减用药三十余剂后，血尿糖正常，自觉无明显不适，嘱继服六味地黄丸 1 个月以巩固疗效。

［李秀才 . 糖尿病的中医治疗 [M]. 北京：科技文献出版社，2007. ］

【评析】 以上 2 例均出自李良教授，李良认为糖尿病合并尿路感染属于中医消渴病淋证范畴。对于尿路感染，尤其是肾盂肾炎，应采用足量的敏感抗生素治疗，并且疗程要足够。对于无症状的菌尿不宜长期使用抗生素，可采用中药治疗。病案 1 是由肝郁化火，耗气伤阴，湿热下注所致。经云："木郁达之""火郁发之"。故选用柴胡、白芍、当归、苍术疏肝解郁，即顺其肝木条达之性，开其郁遏之气，使郁开气达而火泄，不用寒凉而其火自消；防风、金银花其性轻扬，能开郁散结，宣通其滞，调畅气血，使营卫通达，郁火泄越。笔者经验，治疗郁火之证，须加风药，风药能行气开郁，调畅气机，通达腠理而发郁火，同时又用黄芪、天花粉、山药、牡丹皮、生地黄、玄参益气滋阴而使热清，益母草、生滑石活血、利水、消肿而使湿除。后又采用疏肝健脾、益气养阴、滋补肝肾之法，使阴阳协调，气机调畅，营卫调和。病案2患者表现为口渴，乏力，少腹拘急坠胀，小便不利而涩痛，属气虚肾亏，膀胱湿热，依据"急则治其标，缓则治其本"的原则，治宜清利膀胱湿热为主，兼以补肾。待湿热已除，改益气补肾为主，兼清余热，攻补兼施，相辅相成。病案3为糖尿病合并肾盂肾炎的患者。几经中西医治疗，效果不理想，李良综合脉症，辨证为气阴两伤，肝肾阴亏，湿热下注。治疗上采用黄芪、知母、天花粉、生地黄益气滋阴；山茱萸、五味子、狗脊滋补肝肾；金银花、连翘、滑石、牡丹皮、益母草清热利湿，活血利水。诸药相合攻补兼施，共奏益气养阴、滋补肝肾、清热利湿之功效，对于糖尿病合并肾盂肾炎，病情反复发作，证属肝肾阴虚，湿热不除者尤为适宜。

3. 吕仁和治疗糖尿病合并尿路感染案

汤某，女，45岁。1990年8月10日初诊。

病史： 患者患糖尿病5年，近2年反复出现尿路感染，每次发病表现为尿频、小便不畅，尿检有白细胞，服用抗生素可缓解，但时有发作。近日因工作劳累，病情发作，尿频、尿热、有余沥感，口干口苦，纳可，大便干结，舌黯红，苔黄嫩腻，脉弦滑。查体：一般情况可、肾区叩痛（－），肋脊角及上输尿管点无压痛，双下肢不肿。实验室检查：空腹血糖 1.1 mmol/L，餐后2小时血糖 13.2 mmol/L，尿糖（＋＋），清洁离心中段尿沉渣 WBC 20 ～ 30 个 /HP，尿蛋白（－），无红细胞及颗粒管型。西医诊断：糖尿病合并尿路感染。中医诊断：消渴病合并膀胱湿热。辨证为湿热浊淋。治宜清利湿热。

处方： 黄柏10克，苍术10克，薏苡仁30克，牛膝10克，天花粉30克，石韦30克，赤茯苓30克，柴胡10克，黄芩10克，生大黄（后下）8克。每日1剂，水煎分2次服。

上方服 7 剂。查尿：WBC 2 ～ 5 个 /HP，尿糖（＋），尿热、尿频减轻，仍感小腹坠胀，尿有余沥感，舌黯红，苔白，脉沉弦。证属湿热已清化，但郁热未除。治宜疏肝解郁，佐以清利。处方：柴胡 20 克，枳壳、枳实各 10 克，赤芍、白芍各 15 克，石韦 30 克，黄芩 10 克，荔枝核 15 克，橘核 15 克。

上方服 14 剂，尿频、小腹坠胀基本消失，尿糖（＋），尿常规正常，空腹血糖 8.4 mmol/L，餐后 2 小时血糖 10.6 mmol/L，自述时有腰酸，乏力，舌黯，苔白，脉沉弦细。宗上方加狗脊 15 克，木瓜 30 克，黄精 15 克。嘱每月坚持服药 10 剂，连续服药半年。随访至今，血糖稳定，尿路感染未再复发。

【评析】 吕仁和教授通过长期大量临床病例观察，发现糖尿病合并尿路感染约 1/5 的患者无淋证的表现，有的则是无症状菌尿，此时若按传统的淋证去辨证治疗，就显得不足。根据中医病因病机理论结合临床分析，认为本病的主要病机为"热"（包括湿热、郁热、热毒等），主要病位是肾、膀胱、尿道。因此将糖尿病合并尿路感染分为消渴病肾热、消渴病膀胱热、消渴病尿道热三类辨证论治，临床上后两者治疗大致相同，故常合称为消渴病膀胱尿道热。①消渴病肾热。a.热毒伤肾（或兼热毒血淋），证见发热恶寒，汗出口渴，肾区疼痛拒按，或有尿频，尿急，尿痛等。化验：尿中有红细胞，脓细胞，体温 38 ℃以上。治宜清热解毒，凉血止血。方药：小蓟、石韦、金银花、连翘各 30 克，黄柏、黄芩、栀子、牡丹皮、生蒲黄（包煎）、生大黄（后下）各 10 克，生地榆、藕节各 15 克，水煎服，每日 1 ～ 2 剂。此型应配合足量敏感的抗生素治疗。b.湿热伤肾（或兼湿热浊淋），证见腰胁胀痛，四肢沉重，尿浊或尿频、急、热痛，舌苔黄腻。化验：尿中以白细胞为主。治宜清热化湿。方药：黄芩、栀子、地丁、车前草各 10 克，土茯苓、生地榆、石韦各 30 克，陈皮、半夏、柴胡各 10 克，生大黄（后下）8 克。每日 1 剂，水煎分 2 次服。c.郁热伤肾（或兼郁热气淋），证见胸胁苦满，口苦咽干，肾区拒按，尿查有脓细胞，或兼有尿频急热痛。治宜舒郁清热，通利二便。方药：柴胡 15 克，白芍 20 克，枳壳、枳实、厚朴、黄芩、栀子各 10 克，石韦 30 克，车前草 15 克，生大黄（后下）8 克。d.肝肾阴虚（或兼劳淋阴虚），证见腰膝酸软，头晕目眩，急躁易怒。舌红苔黄，血压偏高或有尿频急热痛，尿查常有红白细胞。治宜滋补肝肾，清热凉血：太子参、黄精、玄参各 15 克，生地黄、大小蓟各 20 克，石韦 30 克，生地榆 30 克，女贞子、墨旱莲各 15 克。e. 脾肾阳虚（或兼劳淋阳虚），证见腰膝酸软，神疲乏力，小便不畅，轻度水肿，舌胖，脉沉细无力，治宜益气补肾，活血清热。方药：生黄芪、党参各 20 克，当归 10 克，川续断、芡实、金樱子各 10 克，生地榆、石韦、土茯苓各 30 克，牡丹皮 10 克，赤芍 15 克。f. 肾阴阳两虚（或劳淋阴阳虚），证见怕冷又怕热，劳累后尿频、急、热、痛发作，腰腿酸痛。治宜调补阴阳，佐以清热。方药：桂枝、附子各 6 克，生地黄、熟地黄、枸杞子各 10 克，生地榆、石韦、土茯苓、丹参各 30 克，黄柏 10 克。②消渴病膀胱尿道热。a. 湿热浊淋，证见发热不重，尿频急热痛，舌苔黄白相间兼黏腻。治宜清利湿热。方用四妙散加石韦、赤茯苓各 30 克，陈皮、半夏、厚朴各 10 克。b. 郁热气淋，证见胸胁苦满，下腹坠胀，二便不爽，舌黯苔黄，脉弦。治宜疏肝解郁，清利湿热。方药：柴胡 20 克，枳壳、枳实各 10 克，石韦 30 克，黄芩、栀子、厚朴、半夏各 10 克，橘核、荔枝核各 15 克。c. 热毒血淋，证见恶寒发热，尿频急热痛。血尿或脓尿，舌红苔黄。治宜清热解毒凉血止血。方药：柴胡、黄柏、蒲公英、地丁、生地榆各 15 克，金银花、连翘、石韦、白茅根各 30 克，黄芩 10 克，生地黄 20 克，生大黄（后下）10 克。d. 脾虚湿阻劳淋，证见尿频，尿热，或有尿失禁，纳少、腹胀。舌胖苔白。治宜健脾益气，清利活血。方药：太子参、白术、泽泻各 15 克，土茯苓、石韦、生地榆各 30 克，丹参、益母草各 15 克。e. 肝郁气滞劳淋，证见口苦咽干，胸胁苦满，下腹坠胀，尿频，小便不畅，反复发作。治宜疏肝理气，活血清热。方药：柴胡 15 克，枳壳、枳实、厚朴、橘核、荔枝核、香附、乌药各 10 克，沉香末（冲服）3 克，赤芍、白芍各 15 克，牡丹皮 10 克，石韦 30 克。

4. 张志彬从厥阴病论治糖尿病合并尿路感染案

患者，女，57 岁。2015 年 5 月 5 日初诊。

病史：患者平时反复尿路感染，尿频、尿急、尿痛，加重半个月。无发热和其他症状，患者自行服用头孢氨苄甲氧苄啶胶囊、妇科千金片半月余，但症状未能缓解，故求诊中医。刻下症见：尿频、尿急、尿痛，小便清长，偶有血尿，小腹稍胀，阴部瘙痒，神疲乏力，口渴咽干，心中烦热，饮食欠佳，眠差，下肢怕凉。既往有糖尿病病史16年，平素用胰岛素控制血糖，空腹9～11 mmol/L，餐后2小时血糖：13～15.5 mmol/L。查体：神清语利，舌质淡、苔白略腻，脉沉弱。实验室检查：尿常规：潜血（++）、尿蛋白（+）、白细胞（++）、尿糖（+）。镜检：红细胞25个/HP、白细胞86个/HP。西医诊断：2型糖尿病合并尿路感染。中医诊断：厥阴病——消渴、淋证（寒热错杂，肝风湿热下迫）。治法：清上温下，息风化湿利尿。

处方： 乌梅丸加减。乌梅25克，细辛6克，黄连20克，黄柏15克，当归20克，党参15克，川椒15克，黑顺片10克，桂枝10克，白头翁20克，薏苡仁30克。14剂，水煎服，日3次。

二诊： 上方服药14剂后复查尿常规：潜血（－）、白细胞（±）、尿糖（－）。镜检：白细胞1个/HP。尿频、尿急、尿痛症状全部消失，外阴瘙痒明显减轻，下肢怕冷好转，尿蛋白（+），后在上方加芡实20克，继服。

【评析】 本案患者病入厥阴，治疗以补、虚为主，兼以寒热平调，息风是其治法。故治法为清上温下，息风清热利湿，以扶正祛邪息风为法组方施治。乌梅味酸平，入手太阴肺经和足厥阴肝经，调养气血并能息风，对泌尿系统疾病有较好的疗效，还具有生津止渴的作用，可以滋养肺肝肾之阴液。人参、附子、干姜、川椒温补脾肾，当归养血，细辛祛湿，黄连黄柏泻火滋肾，从方剂组成可以看出乌梅丸可以滋养肺、脾胃、肝肾之阴，温补脾肾之阳，息肝风兼清上焦火，即从厥阴病论治糖尿病合并尿路感染取得了满意的疗效。

小结

本章以名中医治疗糖尿病合并尿路感染案为题，因为糖尿病合并的泌尿系统疾病多为尿路感染。从糖尿病合并尿路感染的发病机制来看，本病属于本虚标实证，糖尿病患者尿路感染常反复发作，肾阴虚、肾阴阳两虚是其发病的根本原因，日久可导致多脏器受累。由于病情缠绵，在疾病发生发展过程中产生了湿热、瘀血等病理产物，或感受外邪而致本病复杂而顽固。药物治疗虽祛除了病邪，调整了阴阳平衡，改善了症状，但本虚这一因素仍存在，辨证时不仅要注意泌尿系统的局部症状，更要注意全身整体状况及血糖的控制情况，在临床上血糖的控制对防治本病的复发具有重要的意义。

在临床诊治糖尿病合并尿路感染病例中常见证型有：膀胱湿热、阴虚湿热瘀阻型、阳虚湿瘀互结型、气阴两虚兼湿热下注型等。在临床治疗上，中医辨证用药选方的同时应时刻谨记此类患者多属于阴虚体质，易感湿热之邪。而阴虚与湿热常常相互纠结缠绵难愈，养阴易滋生湿热，清热药物味多苦寒，易化燥伤阴，故用药应尤为慎重。

第十七章
名中医治疗糖尿病合并皮肤病案

1. 概述

　　由糖尿病引起的皮肤病称为糖尿病性皮肤病，简称糖尿病皮肤病，是糖尿病患者最常见的并发症之一，该病的发病机制可能与糖代谢异常、微血管病变、动脉硬化、神经病变、炎性反应等有关。文献报道，1 型或 2 型糖尿病患者均可并发皮肤病，其发生率约为 30%，住院糖尿病患者中皮肤病发生率高达 58.14%。如果考虑代谢和微循环障碍及其对皮肤胶原蛋白的影响，几乎所有糖尿病患者在整个疾病过程某一阶段均有皮肤受累。

　　糖尿病合并皮肤病的机制比较复杂，体内高糖水平及脂代谢、蛋白质代谢紊乱引起的微循环障碍、营养障碍均可削弱皮肤屏障功能及免疫功能，导致菌群失调而发生感染。

　　中医学认为消渴病内热阴伤为糖尿病合并皮肤病的突出表现，内热不仅耗伤阴津，也容易伤气，正如《黄帝内经》所云"壮火食气"，所以气阴两虚证极为多见；随着病程的发展，内热耗伤津液，津不载血，血行不畅，可发展成瘀证，瘀阻经络，不能将精微物质运至肌表以营养皮肤，故皮肤病也好发于消渴病血瘀证。

2. 李育才治疗糖尿病兼身痒多汗案

　　姜某，女，60 岁。

　　刻下症见：口干舌燥，渴欲饮水，多食善饥，小便频多，体倦无力，形体消瘦，喜卧嗜睡，头晕心悸，身痒多汗，舌淡苔薄有齿痕，脉沉缓，查空腹血糖20.4 mmol/L，尿糖（++++），尿酮体（-）。

处方：荔枝核散，每次10克，每日3次，饭前30分钟温开水送服。

连服4周后，多饮、多尿、多食症状减轻，身痒多汗基本消失，仍感头晕心悸，倦怠乏力，舌淡苔薄，脉沉滑，空腹血糖9.02 mmol/L，尿糖（++），继服5周，症状基本消失，空腹血糖9.02 mmol/L、尿糖（-）。为巩固疗效，嘱患者继服6周，每次10克，每日2次，并嘱患者坚持饮食控制，保持情绪稳定。长期随访，病情稳定。

［李育才，王秀荣，初淑华，等.一味荔枝核散治愈糖尿病[J].辽宁中医杂志，1986，31（8）：31-32.］

【评析】　单方单药治疗糖尿病是中医治疗糖尿病方面的特殊案例，值得深入研究。此病案独特之处就是一个脾虚肝郁的高血糖值糖尿病，就只用一味荔枝核（碎），煎水内服，每次10克，每日2次，长期坚持，病情稳定。荔枝核，其性甘涩、温，入肝、肾经，有行散滞气、温中、理气、止痛的功效。据《中华本草》所载："药理作用：将此物给饥饿22小时的小鼠皮下注射（60～400 mg/kg），可使血糖下降，肝糖原含量亦显著降低。降血糖：荔枝核干浸膏1.3 mg/kg、2.6 mg/kg给四氧嘧啶糖尿病大鼠灌胃，连续30天，每10天测血糖1次，均表明用药组血糖低于对照组。A-亚甲环丙基甘氨酸给小鼠皮下注射230～400 mg/kg，可使血糖从正常的3.98～5.77 mmol/L降至1.96～3.19 mmol/L。荔枝核急性毒性甚低，以20 g/kg的剂量给小鼠灌胃，服药后3天内无一死亡。"可见荔枝核本身对血糖的调节作用十分明显，对高血糖有独特的治疗效用，此药可以配用在糖尿病患者的应证中药组方中，发挥其独有的降糖特性。

3. 南继孙治疗糖尿病合并银屑病案

高某，女，52岁。2005年6月初诊。

病史：患者自诉2002年以银屑病为主诉，经各大医院治疗未见效。2003年子宫肌瘤切除术后发现糖尿病，当时空腹血糖15.8 mmol/L，尿糖（+++），此后曾服多种中西药，疗效欠佳。刻下症见：身体消瘦，气短懒言，倦怠乏力，腰膝酸软，口燥咽干，两目干涩，视物模糊，大便秘结，尿频，舌红，脉弦细。躯干和四肢伸侧大小不等圆形，红色丘疹，融合成斑片，边缘明显，上覆多层银白色鳞屑，瘙痒。空腹血糖 19.2 mmol/L。西医诊断：糖尿病合并银屑病，血燥型；中医诊断：消渴。辨证：阴虚燥热，气虚血瘀。治法：滋阴清热，益气养阴。

处方：生地黄 50 克，知母 20 克，黄连 10 克，枸杞子 30 克，玉竹 20 克，地骨皮 20 克，人参 10 克，黄芪 30 克，丹参 20 克，金银花 20 克，榛子花 10 克，青葙子 20 克，决明子 20 克。4 剂，水煎服，每日 2 次。

二诊：服上药后，患者诉口干、瘙痒症状减轻，鳞屑减少，皮损变薄变干，基底颜色转淡。餐后 2 小时血糖降至 16.8 mmol/L，果糖胺 3.5 mmol/L，尿糖（+++）。前方加玄参 10 克，当归 10 克，甘草 5 克，6 剂，水煎服。

三诊：服上药后，患者自诉近日饮食未加控制，大便干，皮损显著减轻，部分开始消退。空腹血糖升至 18.1 mmol/L，果糖胺 4.2 mmol/L，尿糖（+++）。前方加大黄 10 克，4 剂，水煎服。

四诊：服上药后，睡眠尚可，饮食控制，口不干，夜尿 2 次，瘙痒消失，皮肤白屑全部脱落，皮损消退遗留色素褪色斑。空腹血糖降至 12.3 mmol/L，果糖胺 3.7 mmol/L，尿糖（−）。前方加黄柏 15 克，3 剂，水煎服。

五诊：服上药后，患者皮肤渐光滑，色素褪色斑变浅，口不干，乏力症状明显减轻。上方加苍术 10 克，5 剂，水煎服，巩固疗效。诸症皆有好转。随访至今未见复发。

【评析】　消渴合并银屑病颇为难治，一般常从皮肤病牛皮癣治起，而忽略消渴。南继孙认为该患者病久迁延不愈，从中医整体观念出发，局部病变可以影响全身，反之全身病变也可以影响局部。消渴的皮肤病变之所以发生，由于"必先受于内，然而发于外"，指出局部及体表病变与素体阴虚有密切关系。皮肤病与其他疾病一样，应遵循"治病必求其本"的原则，应先从消渴着手治疗。同时南继孙还认为本病发生的主要病因病机为消渴病日久导致阴损及阳，故见气阴两虚，脾肾亏乏，精血无源，清窍失养，则眼目干涩，视物模糊。阴精亏虚则尿频量多。脾虚运化失常，肾虚气化不利，水液代谢障碍，停而为湿。气虚无力运血，血行不畅凝而为瘀。湿浊、瘀血相搏结，或可化热，日久而成痰瘀之毒，痰瘀内阻，郁而化火，肌肤失养而成银屑病。

[南继孙. 糖尿病中医辨证治疗 5 法 [J]. 浙江中医杂志，2008，6（10）：19.]

【评析】　本病的治疗南继孙运用中医整体观念，治病求本的思路，分析患者糖尿病阴虚内热的基本状况，辨证用药，因而取得了较好的根本性的疗效，经验值得借鉴。

4. 杨甲三治疗糖尿病合并外阴瘙痒案

戴某，女，42 岁。1991 年 7 月 26 日初诊。

病史：患者主诉外阴瘙痒 1 月余，小便频且有灼热感。诊查：口渴喜饮，食可，头汗多颈以下无汗，偶有心慌。尿糖（＋＋＋＋），空腹血糖 9.96 mmol/L，餐后 2 小时血糖 26.1 mmol/L。舌质红，苔黄，脉滑细而数。辨证：脾阴虚，胃阳燥。治法：益阴润燥。

处方：取穴：公孙，足三里，内庭，合谷，腕骨，百会，胰俞，脾俞，肾俞，小肠俞；刺法：足三里、内庭施泻法，余穴均以补法。留针 20 分钟，隔日 1 次。

1991 年 9 月 4 日复诊：外阴瘙痒已除，小便次数减少，汗出正常。尿糖于针灸治疗 10 次后由（＋＋＋＋）转为阴性。查空腹血糖为 7.26 mmol/L。嘱其继续治疗并配合饮食疗法。

[董建华. 中国现代名中医医案精华 [M]. 北京：北京出版社，1990.]

【评析】　近年以针灸治疗消渴的报道颇多。消渴病责之于脾阴虚、胃阳燥，津液升降失常，杨甲三抓住此病水谷津液升降失常的病机特点，根据大小肠主津液的生理功能；脾胃居于中州，主腐熟运化水谷、升清降浊的生理功能。拟法益阴润燥。穴取足三里、合谷施以泻法以清阳明燥热；公孙及脾肾俞穴以健脾益阴；百会升清降浊；合谷、腕骨分属大肠、小肠，补之以调理肠腑；胰俞乃经外奇穴，为治消渴的专门穴。

小结

中医学认为，消渴病所并发的皮肤诸疾与普通的皮肤疾患有所不同，主要是由于消渴病患者多为阴虚之体，水亏火炽，病久则更耗气伤阴，或燥热内伤血分，肌肤失去濡润和荣养；或病久阴虚，阴血稠滞成瘀，瘀血阻络，阻碍血行，血行不畅，又加重血瘀，如此形成恶性循环。诸多病机波及皮肤从而导致疮癣痤疮之类皮肤疾患的发生，且迁延难愈。李育才验案独特之处在于仅用一味荔枝核便可使脾虚肝郁的高血糖值糖尿病症状消失，病情稳定。除了辨证论治外，荔枝核调节血糖的独特现代药理学功效亦值得现代中医临床借鉴。南继孙验案所辨证型为阴虚燥热，气虚血瘀，治法为滋阴清热，益气养阴，皆符合糖尿病合并皮肤病的基本病机，因而取得佳效。杨甲三验案独特之处在于运用针灸治疗糖尿病合并皮肤病，其辨证为脾阴虚，胃阳燥，以益阴润燥为治法，在取穴上标本兼治，对于后世医者诊治此类疾病具有重要启迪作用。

第十八章
名中医治疗糖尿病合并闭经案

1. 概述

糖尿病可以并发内分泌异常引起生长、生殖功能减退，如儿童生长障碍、男性阳痿、女性生殖功能障碍等。但目前这些内分泌疾病原因尚不完全清楚。糖尿病患者由于代谢作用对下丘脑—垂体—性腺轴的影响，可引起月经不调，如月经推迟及周期节律紊乱，进而引起生育力降低甚至不育。

2. 施今墨治疗糖尿病合并闭经案

李某，女，40岁。

病史： 患者病已半年，口渴多饮，小便频多，浮如膏脂，面部时觉发而赤，头如冒火，大便干，有时阴痒，闭经已1年，尿糖（++），舌苔淡黄，脉数。

辨证立法： 口渴多饮，为燥热伤津。面赤而热血中伏火。津枯不润，大便干结。热伤肾阴，肾失封藏，尿如膏。血燥阴伤，气血双损，冲任失调，年40而经闭，脉数为虚热之象证属血燥阴亏，气血双损。治宜养血滋阴，清热生津，佐以益气。

处方： 刺蒺藜10克，生地黄（酒炒）、熟地黄（酒炒）各10克，生黄芪30克，沙苑子10克，金石斛15克，怀山药30克，麦冬10克，野党参10克，天花粉15克，玄参12克，五味子10克，绿豆衣12克。引：猪胰子1条，煮汤代水煎药。

二诊： 服药12剂，诸症均大减轻，拟添加调血药味常服。处方：酒川芎5克，茺蔚子10克，生地黄（酒炒）、熟地黄（酒炒）各10克，全当归10克，玫瑰花10克，生黄芪30克，台党参12克，厚朴花6克，怀山药30克，泽兰6克，白薇 6 克，五味子 10 克，玄参 2 克，沙苑子 10 克，桑寄生 24 克。

3. 徐云生治疗糖尿病合并闭经案

赵某，女，25 岁。

病史： 患者有糖尿病病史 5 年，闭经 1 年。患者 5 年前不明原因出现口渴多饮，多食多尿，消瘦乏力等症状，经糖耐量和胰岛素释放实验室检查，确诊为 1 型糖尿病。后一直应用胰岛素治疗，空腹血糖稳定在 7.8 mmol/L 左右。3 年后出现月经失调，经期延后，时常 2～3 个月一至，经量较前减少。近 1 年经闭，伴面色无华、口干咽燥、眩晕耳鸣、腰膝酸软、倦怠乏力、烦热盗汗、视物模糊、舌淡红、少苔、脉细弱。证属肝肾阴虚，冲任失养，治以滋补肝肾，健脾生血，濡养冲任。方选左归丸合四物汤加减。

处方： 枸杞子 30 克，生地黄 15 克，山药 30 克，山茱萸 15 克，制何首乌 30 克，女贞子 30 克，龟甲（先煎）15 克，菟丝子 15 克，肉苁蓉 15 克，当归 12 克，川芎 15 克，赤芍 15 克，黄芪 30 克。

服上药 12 剂，腰膝酸软、倦怠乏力减轻。又进 12 剂，视物较前清晰，上述诸症明显好转。效不更方，续服 24 剂，药后诸症基本消失，仅感小腹部胀满、隐痛，颇似经血将来之感，遂以上方中加红花、桃仁各 12 克，川牛膝 15 克，活血通脉以助血行。服至 5 剂，月经来潮，色黯红、量少，经行 1 日即尽。守上方随证化裁调治半年，月经按月准行，色量正常。

［徐云生，程益春 . 糖尿病合并闭经治验 2 例 [J]. 中医杂志，1997（6）：338.］

【评析】 月经乃精血所化，由冲任的充盈溢泄而形成。主要靠肾气的推动与调控，并受肝血充养，赖脾胃生化。糖尿病合并闭经多因阴虚燥热日久，耗气伤阴，致使肾之精气虚衰，肝血黯耗，加之脾虚失运，气血乏源，导致冲任不能正常充盈溢泄，冲不盛，任不通，而形成闭经。本案以肝肾阴虚、精血匮乏为主，故治以左归丸合四物汤补养肝肾，滋其化源，填充血海，血海满则经水来潮。若为阴损及阳，脾肾阳虚，气化失司，化源不足，冲任失调失养为主，则治宜右归丸合四物汤温肾健脾，益气养血，使肾之气化得司，脾之化源充足，则冲任通调，月经复至。古人云："经者，血也。治经必治血。""治冲任之法，全在养血。"故配以调治冲任之要方四物汤，以养血活血，补而不滞。总之，治疗糖尿病合并闭经应以补肾填精为主，佐以健脾调肝、养血活血之法，方能使冲脉盛，任脉通，经血正常。

小结

中医认为妇女以血为本，以气为用。肝藏血，主疏泄，体阴而用阳，司血海，"女子以肝为先天"强调了肝在月经的化生和期、量调节方面起重要作用。糖尿病患者早期多见气阴两虚，肺胃燥热。但罹病日久，穷必及肾，肝肾亏损，五脏皆虚，阴精黯耗，气血郁滞，冲任不能正常充盈溢泄，冲脉不盛，任脉不通，从而导致月经闭止不行。由此可见，糖尿病合并闭经的病因病机是由患者气阴两虚，进一步损伤肝肾，气血郁滞发展而成。施今墨验案所辨证型为血燥阴亏，气血双损，可见病位较为清浅，主要病位在于肺胃，次要病位可涉及肝肾，因此以养血滋阴，清热生津，佐以益气为治法，终以诸症得减。徐云生验案所辨证型为肝肾阴虚，冲任失养，可见病位较前案较为深重，主要病位在于肝肾，次要病位可涉及肺胃，因此主要治法为滋补肝肾，健脾生血，濡养冲任，因其病位深重，故总以随证化裁调治半年而愈。

第十九章
名中医治疗糖尿病合并阳痿案

1. 概述

阳痿在糖尿病中较常见，国外报道有 40% ～ 50% 的糖尿病患者出现阳痿。如《素问·阴阳应象大论》云："年六十，阴痿，气大衰。"张景岳在《类经》中释曰："阴痿，阳不举也"。指出阴痿即是阳痿。有关消渴病合并阳痿古医籍中曾有记载，如李杲《兰室秘藏》中就有消渴患者"四肢痿弱，前阴如冰"的记载。赵献可在《医贯》中有消渴患者"或为白浊阴痿"的记载。

2. 高辉远治疗糖尿病合并阳痿案

马某，男，35 岁。1989 年 11 月 24 日初诊。

病史：患者自 1987 年 2 月始出现烦渴多饮，多食易饥，尿频量多，进行性消瘦。每日饮水量 5 ～ 6 暖瓶之多，进食 0.85 千克有余。入院时查空腹血糖 19.3 mmol/L，尿糖（+++），酮体（+），诊为 2 型糖尿病（非胰岛素依赖型）。经用优降糖、胰岛素治疗 1 月后"三多"症状缓解，但血、尿糖不稳定，尿糖波动在（+ ～ +++），血糖为 5.3 ～ 15.5 mmol/L，延请高辉远会诊。观其形体消瘦，面色不华，自服诉心中烦热，口干多饮，夜尿频多，周身乏力，性欲低下，阳痿不举。查舌质红，苔心白，脉沉数稍弦。脉证合参，证属气阴两伤，阴虚及阳。治宜益气养阴，佐以壮阳。

处方：生黄芪 15 克，生地黄 20 克，黄连 8 克，黄柏 8 克，砂仁（后下）6 克，天花粉 10 克，石斛 10 克，五倍子 10 克，山药 10 克，仙茅 10 克，淫羊藿 10 克，炙甘草5克。

药进10剂,烦热、口干、多饮稍减,夜尿亦少,体力略增。复查尿糖(±～+),三餐后血糖在正常范围,C肽分泌曲线亦正常。唯夜寐不宁,舌质红,苔心稍黄,脉弦稍数。守原方加夜交藤15克,以养心安神。再进6剂后,尿糖稳定在(-～±),诸症均减。

【评析】 消渴的病证表现不一,临证应仔细查验,灵活辨治。本例"三多一少"症状突出,气阴两伤证候明显,又现阴虚及阳之象。高辉远从辨证入手,采用自拟"滋脾降糖饮"加减,方中取生黄芪、石斛等益气养阴,又加淫羊藿、仙茅温肾壮阳,其意在于"善治阴者阳中求阴也"。故投剂则中,药证合拍,效如所期。今特录之,以供参考。

3. 颜德馨治疗糖尿病合并滑精案

华某,男,50岁。

主诉: 因患消渴1年余。刻下症见:腰背酸楚,精神倦怠,尿频,口苦口渴引饮,夜寐多梦,滑精,大便时溏时燥,舌黯红苔薄腻,脉右沉细,左小弦数。**查体:** 尿糖(+++),血糖16.76 mmol/L。辨证:肝肾之水亏耗,龙雷之火腾越。治法:滋阴退火。

处方: 炒知母12克,炒黄柏12克,生地黄12克,怀山药12克,山茱萸12克,天花粉12克,天冬12克,麦冬12克,茯苓12克,泽泻15克,牡丹皮9克,枸骨30克,地锦草30克。

5剂后口苦口干症状减轻,小便减少,但仍有腰酸足软、夜寐不安之症,舌黯红、苔薄,脉细弦,加用小茴香以理气止痛。上方连用十余剂,佐以饮食控制后,血糖渐降,尿糖(±),1个月后,诸症皆除。

〔吴大真.现代名中医糖尿病治疗绝技[M].北京:科技文献出版社,2005.〕

【评析】 颜德馨认为上、中、下三消分证,虽从症状阐发,与临床颇为相合,然从病之轻重缓急裁断,则更为明确。病之初、之渐常在太阳阳明,病之末常在厥阴少阴，肝肾阴亏是其本，肺胃燥热乃其标。中焦脾胃是津液输布的枢纽，因而亦是消渴起病的关键。张锡纯云："消渴一证，古有上、中、下之分，其证皆起于中焦而及于上下。"此外，病势急暴者常初起即有伤及肝肾之兆，也应予以注意。总之，消渴之轻者、缓者、早期者，多在中上焦；重者、急者、晚期者多在下焦，如此辨别，治疗方可得心应手。病之初起专治中焦，用消渴方或人参白虎汤清热泻火，轻清养津，药选麦冬、玉竹之属，而不宜过用重浊，力忌滋腻，以免遏邪内伏，留恋不去。晚期重症者，力主用厚浊益肾之味，以填补肾元，如龟甲、熟地黄等。此所谓"早期以泻，晚期以补"。颜德馨在消渴的证治中，还强调"脾统四脏"之说，认为"脾脆则善病消瘅"（《灵枢·本脏》），脾之运化输布功能失职，津液不能通达周身，因而变生消渴证。颜德馨对脾病的治疗，主张补脾不如健脾，健脾不如运脾，而苍术乃为其首选要药，畅中化湿，升清降浊，且被现代药理学证明具有降血糖作用，临床运用有较好的治疗效果。

颜德馨治疗消渴，颇喜选用各类降血糖之对药，如地锦草、枸骨、木瓜、知母、怀山药、山茱萸等。地锦草、枸骨原为凉血清热、化瘀通络之草药。《嘉祐本草》云："地锦草主流通血脉，亦可用治气。"《本草纲目拾遗》谓："鸟不宿（枸骨）追风定痛，有透骨之妙。"经药理学实验研究，提示两药均有降血糖作用，颜德馨移作治消渴之用，临床用量常达 30～60 克。亦可将新鲜地锦草泡茶长期饮用。木瓜性凉，味酸，可敛肺和胃，理脾泻肝，化食止渴，用于消渴之治，亦有独特的功效。怀山药为健脾敛阴之品，熬粥长期食用，乃消渴病食疗之良方。此外，用升麻升清降浊，提壶揭盖，治下消亦是颜德馨擅用之法。

4. 李良治疗糖尿病合并阳痿案

左某，男，45 岁。

病史：患者 1978 年 3 月出现"三多"症状经纽约某医院检查空腹血糖 112 mmol/L，尿糖（+++），一直采用饮食控制，从未服药。1981 年出现阳痿，近来病情渐加重，情绪悲观，恰巧因公到香港居住一段时间，于 1983 年 11 月 11 日由我国香港来我处诊治。刻下症见：口干，昼轻夜重，形体消瘦，疲乏无力，胁胀不舒,阳痿,四肢不温,舌质胖黯有齿痕,苔薄,脉象弦。查空腹尿糖(+++)。中医辨证:阳虚气弱,兼有气郁。治宜补肾壮阳,益气疏肝。

处方: 黄芪 50 克,五味子 10 克,山茱萸 20 克,附子 9 克,桑螵蛸 12 克,生龙骨(包煎)、生牡蛎(包煎)各 30 克,醋柴胡 9 克,醋白芍 9 克,刺蒺藜 9 克。水煎服。

二诊: 服上药 15 剂,口干胁胀消失,余症均减,查空腹尿糖(-),脉弦,舌黯稍嫩。综观脉症,知已获效,仍予前方加减治之。处方:黄芪 50 克,山茱萸 20 克,五味子 12 克,桑螵蛸 9 克,生龙骨(先煎)、生牡蛎(先煎)各 12 克,鸡内金(研末吞服)6 克,附子 9 克,刺蒺藜 9 克,肉苁蓉 15 克。水煎服。1984 年元旦来信云,服上药 20 剂后,阳痿已痊愈,诸症均蠲,甚为高兴,查空腹血糖 5.5 mmol/L,多次查尿糖均为阴性。复函:嘱继服金匮肾气丸 1 个月以巩固疗效。

[李秀才. 糖尿病的中医治疗 [M]. 北京:科技文献出版社,2007.]

【评析】 关于糖尿病合并阳痿的病因病机,李良教授认为主要有以下 4 种。①命门火衰。消渴病日久阴损及阳,而致肾阳亏虚,命门火衰,而致阳痿。②心脾两虚。消渴患者思虑忧郁,损伤心脾,气血化源不足,宗筋失养,而致阳痿。③湿热下注,宗筋弛纵,而致阳痿。④肝失疏泄,气滞血瘀,宗筋失养亦致阳痿。治疗上以中药辨证论治。肾阳亏虚命门火衰,证见阳事不举、腰膝酸软、畏寒肢冷者,可先用右归丸(熟地黄、山药、山茱萸、鹿角胶、枸杞子、菟丝子、当归、杜仲、附子、肉桂)、赞育丹(熟地黄、白术、当归、枸杞子、炒杜仲、仙茅、淫羊藿、巴戟天、山茱萸、肉苁蓉、炒韭子、蛇床子、肉桂)、扶命生火丹(人参、巴戟天、山茱萸、熟地黄、附子、肉桂、黄芪、鹿茸、龙骨、生酸枣仁、白术、五味子、肉苁蓉、杜仲)、壮火丹(人参、巴戟天、白术、熟地黄、山茱萸、肉苁蓉、枸杞子、附子、肉桂、补骨脂、五味子、炒酸枣仁、柏子仁、山药、芡实、龙骨)、全鹿丸等。心脾两虚,证见阳事不举、失眠多梦、面色不华、纳少者,可选用归汤七福饮(人参、熟地黄、当归、白术、炙甘草、酸枣仁、远志)。湿热下注,证见阴茎痿软、下肢酸困、舌苔黄腻者,可选用四妙散或龙胆汤加减。

肝失疏泄、气滞血瘀者，可选用四逆散加刺猬皮、蜈蚣、赤芍等疏肝解郁、理气活血。针灸治疗取穴：肾俞、命门、次髎、关元、三阴交等穴，多用补法。耳针取穴：肾、睾丸、脑点、皮质下、精宫、心肝脾等穴。每次选 3～5 穴，每日 1 次。糖尿病合并阳痿，与骶髓自主神经障碍有关。早期起病时可单独发生，后期往往伴有其他自主神经病变的表现。起病较缓，患者常阴茎不能勃起但尚有性欲，从部分阳痿到完全阳痿者发展过程历时半年至 2 年。临床上糖尿病合并阳痿须与精神性阳痿相鉴别。后者的特点是周期性发病，早晨仍有勃起，患者常因精神紧张或疲劳而突然失去勃起能力。本例李良教授从补肾壮阳，益气疏肝治疗糖尿病患者阳痿病症，取得了良好的治疗效果。立法重点在于补气填精为主，兼以收敛。

小结

本章第二则验案虽为滑精非属阳痿，但其亦属男科疾患，其病机与治法对于阳痿的诊疗具有一定借鉴意义，故收录于本章。高辉远验案所辨证型为气阴两伤，阴虚及阳，其治法为益气养阴，佐以壮阳，高辉远在常人益气养阴的基础上加用淫羊藿、仙茅温肾壮阳，寓以"善治阴者阳中求阴也"之意，具有现实意义。颜德馨验案所辨证型为肝肾之水亏耗，龙雷之火腾越，治法为滋阴退火。颜德馨在消渴中通过三焦病位辨别病期，指导临床确定补泻治法之主次，值得医者思考。此外，作为重要降糖对药的地锦草、枸骨亦为颜德馨的重要贡献。李良验案所辨证型为阳虚气弱，兼有气郁，治法为补肾壮阳，益气疏肝。李良教授认为本例立法重点在于补气填精为主，兼以收敛。此外，李良教授认为糖尿病合并阳痿的病因病机可总结为 4 类，同时其对于针灸及耳针取穴方面治疗本病亦有所总结，并指出临证应注意糖尿病合并阳痿与精神性阳痿的鉴别。

第二十章
名中医治疗糖尿病合并其他病症案

1. 概述

糖尿病患者因内分泌异常、靶器官损害，还常伴有其他并发症，如失眠、口腔溃疡等，因篇幅关系，本书不能一一赘述，简其常见者，略做介绍。

2. 施今墨治疗糖尿病合并失眠案

陈某，男，66 岁。

病史：患者患糖尿病 15 年，时轻时重。近五六年来兼患失眠，服安眠药始能入睡。最近服安眠药亦无济于事，证见心慌、气短、头晕、失眠、纳差。舌淡黯，脉象来去少神。辨证立法：病历 15 年之久，年过六旬，气血两衰，心肾并损，阴阳失调，厥气上逆，以致夜不成寐，精力消耗，脉来去少神属胃气已衰。当用强心肾，安神志，兼健脾胃之法。

处方：生龙骨（打，先煎）10 克，生牡蛎（打，先煎）10 克，野百合 12 克，朱茯神 10 克，生地黄 10 克，生黄芪 30 克，麦冬 10 克，鲜生地黄 10 克，怀山药 18 克，酸枣仁 12 克，五味子 6 克，野于术 10 克，生薏苡仁 10 克，炒远志 10 克，刺蒺藜 12 克。

【评析】 患者糖尿病多年，气阴两虚，心神不安，诊其脉，胃气衰，故用补心肾、健脾胃、安神志为法治疗，是治疗此类糖尿病久病心肾失养所致疾病的大法。

3. 张振东治疗糖尿病合并口疮案

马某，男，45 岁。1990 年 3 月 15 日初诊。

病史：患者患糖尿病 8 年，患口疮 4 年，反复发作，夏秋季尤重。本次发病月余，服用维生素 B₂、维生素 C 及外用喉风散等，溃疡未见好转，且腰膝酸楚乏力，烦渴而纳差。刻下症见：口腔黏膜与舌边有直径 6 ～ 15 毫米的溃疡 4 处，表面淡红，周围黏膜嫩红，疮面渗液较少。舌红而瘦，苔薄黄，脉弦细。尿糖（++），空腹血糖 9.1 mmol/L。诊为糖尿病并发口疮。证属阴虚火旺，予自拟滋阴清热汤。

处方：生地黄、熟地黄、山茱萸各 20 克，黄连、黄柏、知母各 15 克，山药、麦冬、天花粉各 10 克。水煎服，每日 1 剂。

服用 32 剂后（并在双侧涌泉穴上外敷吴茱萸醋调剂），疮面愈合，尿糖（+），空腹血糖 8.0 mmol/L。随访 1 年，糖尿病稳定，口疮未在复发。

[张振东，张文建. 滋阴清热治疗糖尿病并发顽固性口疮 45 例 [J]. 浙江中医杂志，1994（1）：8.]

【评析】 关于糖尿病合并口腔疾病医籍中就有记载，如《先醒斋医学广笔记》就有消渴病"骤发齿痛齿间紫血满口，痛不可忍，齿俱摇动"及牙齿脱落的记载。糖尿病患者由于肾阴虚损、虚火上炎而易引发口疮，且缠绵难愈。夏秋之季，火热当令，同气相助，更易复发。自拟滋阴清热汤。其中生熟地黄、山茱萸、山药、麦冬、天花粉滋阴生津而补肾，黄连、黄柏、知母清热而泻相火，吴茱萸贴足心源自《本草纲目》，能引热下行。内服外敷，标本兼顾，故不仅对糖尿病患者的口疮有明显疗效，且糖尿病本身亦能得到改善。值得一提的是，由于口疮的发生是糖尿病患者体内阴阳气血失调的缘故，病情比较顽固，非一般口疮可比，本例患者服药 1 月余而口疮方得平息，也就不足为怪了。

4. 赵炳南治疗糖尿病合并疖肿案

刘某，男，60 岁。1973 年 1 月 11 日入院。

病史：患者 8 周前左右颈部各起一小疙瘩，未引起注意。剃头后疙瘩明显增大，红肿，疼痛，伴有发热。头颈转侧不利，确诊为颈痈。近 2 周来在门诊服用中药及注射卡那霉素，肿略见消。现无自觉发热，大便二三日一次，小便清长，口渴欲饮，心烦气急，睡眠不安，食纳减少，每日仅能进食 100～150 克，体重明显减轻。白细胞计数明显增高，尿糖定性阳性，收住院。检查：体温 37.9 ℃，脉搏 116 次 / 分，血压 120/60 mmHg，除肝在肋下一横指可触及外，其他内科检查无明显异常。外科所见：后颈部明显肿胀，皮肤色红，面积约 10 厘米 ×22 厘米，上下边界清楚，两侧边界不清，炎症浸润明显，质硬，中心有坏死区及多数脓栓，有较大疮面两个，大者约 2 厘米 ×1 厘米，小者约 1 厘米 × 0.5 厘米，脓汁不多，质黏稠，色黄，有臭味。颈部活动受限。实验室检查：白细胞计数 $35.4×10^9$/L，中性粒细胞 0.97，淋巴细胞 0.03，尿糖（++++），空腹血糖 15.6 mmol/L，尿酮体（＋），CO_2 CP 27.1 mmol/L，NPN 22.8 mmol/L，血钾 4.8 mmol/L，血钠 132 mmol/L。舌质红，苔白厚腻，脉弦滑数。西医诊断：糖尿病酮症，颈部痈。采用中西医结合治疗，红霉素静脉滴注，庆大霉素肌内注射，并用胰岛素控制糖尿病酮症。1 月 12 日，体温 39 ℃，脓汁渗出较多，血白细胞在 $30×10^9$/L 以上，尿糖（++++），尿酮体阳性，1 月 13 日请著名老中医赵炳南会诊，赵炳南看过患者后称病程日久，气阴有伤、无力托毒外出，毒热炽盛塞阻经络，病情危笃。中医辨证：毒热壅盛，气阴两伤。治法：活血解毒消痈，益气养阴凉血。

处方：生黄芪 60 克，党参 30 克，蒲公英 30 克，生白芍 15 克，天花粉 30 克，白芷 9 克，陈皮 12 克，川贝母 15 克，炒山甲 9 克，炒皂角刺 9 克，川芎 6 克，金银花 30 克，生地黄炭 15 克，每剂煎 3 次。外用甲字提毒药捻蘸紫色痘疮膏纳入疮口，表面敷盖红粉纱条，围箍黑布药膏。

1 月 17 日：体温 38.4 ℃，白细胞计数 $13.2×10^9$/L，中性粒细胞 0.90，淋巴细胞 0.10，空腹尿糖（－），局部红肿未再向周围蔓延。脓汁较多，质稠厚，疮面突起，疼痛减轻，病有转机。处方：生黄芪 90 克，党参 45 克，浙贝母 12 克，蒲公英 30 克，陈皮 12 克，白芷 6 克，炒山甲 12 克，炒皂角刺 12 克，天花粉 15 克，川芎 6 克，赤芍 18 克，白芍 18 克，生甘草 9 克。另用人参 3 克，煎水代茶饮。

1月18日：患者入院1周，经中西医结合治疗，病情好转，纳食增加，体力好转，体温逐渐下降，局部引流通畅，脓汁稠厚，量增多，周围炎症浸润局限，白细胞计数已恢复正常。

1月20日：停用抗生素，单纯用中药治疗，患者自汗多，舌质绛、舌苔薄黄，左脉弱，右脉沉滑，拟以托里生肌，养阴补血。处方：炙黄芪90克，党参60克，冬虫夏草9克，枸杞子9克，当归9克，白芍15克，黑玄参15克，南沙参、北沙参各15克，浮小麦30克，茯苓15克，炙甘草9克，金银花30克。上方每煎3次，每日服3次。之后，曾按上方加减使用过薏苡仁、黄柏、泽泻、山药、牡丹皮、楮实子、白术等清热除湿的药物。

1月31日：患者已入院3周，体温降到38 ℃以下，小便量增多，疮面肿胀大部分消退，有肉芽组织新生。

2月3日：炎症已消，但疮面愈合迟缓，已属痈症后期。拟温阳补气血，扶正以祛邪。处方：紫油肉桂粉（冲服）3克，鹿角胶（烊化兑服）9克，白芥子15克，炮姜炭15克，熟地黄15克，黄芪90克，党参60克，川芎9克，炒白术15克，炒当归9克，丹参15克，枸杞子12克，赤芍、白芍各15克。每剂3煎每日服3次。外用回阳生肌粉（人参粉3克，鹿茸粉1.5克，琥珀粉3克，象皮粉9克，乳香粉6克，煅珍珠粉0.6克，人工麝香1.2克，共研极细末），加压包扎，以助生皮及疮面愈合。

2月16日：疮面生长良好，口渴已解，出汗减少。血糖10.1 mmol/L，尿糖（－），仍宗前法加紫河车粉继服。

2月24日：患者体温已恢复正常，疮面分泌物较少，质黏稠，腋下其他部分有毛囊炎出现，考虑可能温补太过。改健脾补气，托里生肌，佐以清热。处方：佛手参12克，生黄芪30克，丹参30克，白蔹9克，苦参9克，生白术15克，猪苓15克，白扁豆15克，生黄柏15克，金银花15克，天花粉9克，蒲公英30克。外用生肌散与回阳生肌粉各半外敷。

3月10日：服上方后毛囊炎先后消退，疮面愈合尚好，按上方去清热解毒药，加当归、川芎、赤芍、白芍、陈皮、甘草以调补气血。

3月20日：近几天来未注射胰岛素，尿糖阴性，肉芽组织充满，伤口基本愈合，分泌物较少，出院门诊换药。3周后疮面完全愈合而治愈。

［北京中医医院.赵炳南临床经验集 [M].北京：人民卫生出版社，1975.］

【评析】　本例为糖尿病酮症合并颈痈，颈痈的面积大，病情危重。采用中西医结合治疗，初期配合使用抗生素和胰岛素，后来单纯使用中药进行治疗。根据其发展的不同阶段辨证论治，内服外治相结合，使炎症得以控制，伤口愈合。整个治疗过程可分三个阶段。初期病机为气阴两虚，毒热蕴盛。若治疗不当极易造成邪毒内陷。故内服中药以益气养阴，清热解毒为主。方中重用生黄芪、党参、天花粉、生白芍益气养阴扶正；白芷、川芎、炒山甲、炒皂角刺、陈皮、川贝母理气活血透脓；金银花、生地黄炭、蒲公英清热解毒消痈。外用粗药捻蘸以紫色疽疮膏，化腐排脓，周围用较厚的黑布药膏围箍聚脓，使肿起外翻，不致内陷。中期毒热渐退，机体阴虚征象明显，故内服中药重在养阴补血，托里生肌，旨在加强整体与局部防御机能，促进组织修复，使疮面及早愈合。而局部以祛邪为主。如此内外兼治，直到脓毒腐肉化尽。后期毒热已清，脓汁清稀，肉芽水肿发白，为久病阴阳俱虚，气血不足，阳气衰微不足以温煦肌肤。所以内服药重用温阳生肌之剂，方中肉桂、白芥子、丹参、炮姜温肾补阳，活血通络散结；鹿角胶为血肉有情之品，大补气血，补髓助阳。同时外用回阳生肌粉促使疮面愈合，最后虑其热性太过，以生肌散与回阳生肌粉各半混合外敷以收功。

小结

本章三则验案中所录糖尿病并发症虽无此前章节中并发症典型，但在临证中亦不乏其例。本章三则验案中糖尿病并发症病情及病势之轻重缓急有所不同，因此临床辨治亦各具特色。

糖尿病合并失眠患者整体病情较轻、病势较缓，缓则治本，辨证为气阴两虚，心神不安，胃气虚衰，宜用补心肾、安神志、健脾胃之治法。糖尿病合并口疮患者整体病情较重、病势较急，标本并重，辨证为阴虚火旺，予以滋阴清热，并结合内服外敷，标本兼顾，终使病情稳定，口疮平息。糖尿病合并疖肿患者病情最为危重、复杂，故当采用分期论治、内外兼治及中西医结合治疗。初期气阴两虚，毒热蕴盛。内服应益气养阴，清热解毒，外用则应化腐排脓，此外，急则治标，须配合使用抗生素和胰岛素截断病势；中期毒热渐退，阴虚明显，故内服应养阴补血，托里生肌，局部则应化腐祛毒；后期阴阳俱虚，气血不足，内服应温阳生肌，外用则促使疮面愈合以收功。